AF810623

Kleine Edition 16

STEFANOS GEROULANOS,
TODD MEYERS

EXPERIMENTE IM INDIVIDUUM

Kurt Goldstein und die Frage des Organismus

Aus dem Amerikanischen von Nils F. Schott
und Holger Wölfle

August Verlag

INHALT

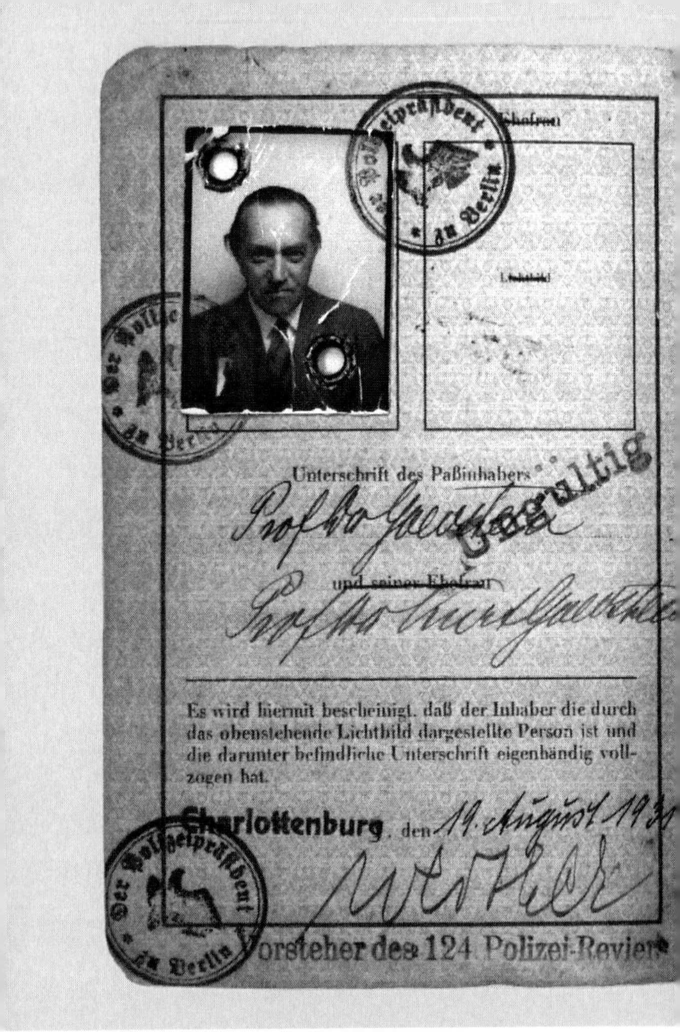
Der Polizeipräsident zu Berlin

Unterschrift des Paßinhabers

Ungültig

und seiner Ehefrau

Es wird hiermit bescheinigt, daß der Inhaber die durch das obenstehende Lichtbild dargestellte Person ist und die darunter befindliche Unterschrift eigenhändig vollzogen hat.

Charlottenburg, den 19. August 1930

Vorsteher des 124. Polizei-Reviers

Abb. 1
Der zwischen 1933 und 1934 ungültig gemachte Paß von Kurt Goldstein

1. EINLEITUNG

Zu kaum einer Zeit kam es zu einer derart dramatischen und vielgestaltigen Zerstörung des menschlichen Körpers wie im ersten Weltkrieg; und zu kaum einer Zeit findet sich eine so umfassende Neuausrichtung des Denkens über den menschlichen Körper wie in der Nachkriegszeit. Allein in Deutschland spiegelten sich die Verwüstungen des Krieges in einer ganzen Reihe unterschiedlichster, neuer Perspektiven auf den menschlichen Organismus: von Heartfields politischen Montagen und Grosz' und Dix' Darstellungen verstümmelter Körper bis zur Entstehung von Gesundheits- und Jugendkulten, von Rassenhygiene bis zu neuen Psychologien, von Heideggers Eigentlichkeit im Vorlauf zum Tode bis zur Verbreitung der Psychoanalyse.

Das neuerwachte Interesse an Körperlichkeit, das nicht nur die medizinischen und psychiatrischen Debatten beherrschte, sondern auch die literarischen, ästhetischen und philosophischen Diskurse jener Zeit prägte, war durch den Gedanken bestimmt, dass physische Gewalt zu einer Desintegration des *ganzen* individuellen Körpers führt und daher neue Weisen, über diesen Körper nachzudenken, erfordert – ganz zu schweigen von neuen Weisen, diesen Körper zu behandeln. Im Zentrum der Aufmerksamkeit stand dabei bekanntlich jene Art von Gewalt, die *das Selbst* bedroht: Die fatalen Folgen von Gesichtsverletzungen, Gehirnschädigungen und Kriegsneurosen wurden nicht nur in den medizinischen Fachdisziplinen erörtert, sondern vielmehr von einer breiten Öffentlichkeit diskutiert und dabei ebenso als philosophische und ästhetische wie als physiologische und medizinische Herausforderungen betrachtet. Wie sich an Ernst Jüngers *In Stahlgewittern* leicht zeigen lässt – um nur ein Beispiel zu nennen –, galten Gehirnschädigungen als besonders schreckliche Formen von Verstümmelung, ebenso verheerend für den Körper wie für das ihm innewohnende Selbst.[1] Die Frage des Überlebens – wer überlebt, wie überlebt wird und welche Lebensweise dies darstellt – und die damit zusammenhängenden Fragen der Therapie, der Heilung oder Anpassung an dauerhafte körperliche und geistige Einschränkungen bildeten ein zentrales Problem im gesellschaftlichen, im medizinischen und im philosophischen Diskurs der Nachkriegszeit.

Das vorliegende Buch widmet sich einem der wichtigsten Beiträge zur Neufassung des menschlichen Organismus und des menschlichen Selbst nach dem Ersten Weltkrieg – einer Forschung, die eng mit dem Aufstieg und Fall der Weimarer Republik verknüpft ist. Es ist eine historische und philosophische Studie von Kurt Goldsteins *Der Aufbau des Organismus*, einem Werk, das Goldstein 1933–34 in Amsterdam, während seiner Flucht aus dem nationalsozialistischen Deutschland in die USA, schrieb.

Der Aufbau des Organismus stellte den zweiten entscheidenden Schritt in Goldsteins wissenschaftlicher Laufbahn dar. Der erste bestand in der Veröffentli-

[1] Ernst Jünger, *In Stahlgewittern*, Berlin: Mittler 1930, S. 206–207.

chung seiner Studien über hirnverletzte Soldaten, die er während und nach dem Ersten Weltkrieg zum Teil mit Adhémar Gelb durchführte. Obwohl seine Karriere schon zu Beginn des Jahrhunderts ihren Anfang nahm, ist sein Ruf als Neurologe und Psychiater vor allem geprägt durch seine Arbeit am Frankfurter Neurologischen Institut während des Kriegs, durch die zum Großteil in Zusammenarbeit mit Gelb veröffentlichten Fallstudien aus den Jahren 1918–25 und schließlich durch die Entwicklung eines eigenen Therapie- und Rehabilitationsansatzes. Tatsächlich ist Goldstein heute hauptsächlich für seine Arbeiten zur Aphasie und Neuropsychotherapie bekannt. Sein Studium hirngeschädigter Patienten und seine Kritik an der im 19. und frühen 20. Jahrhundert vorherrschenden Lokalisationslehre trugen in der Nachkriegszeit entscheidend zu einem Paradigmenwechsel bei, der nicht nur die Aphasiologie betraf, sondern von der Psychologie und Psychoanalyse bis zur Philosophie reichte.

Im *Aufbau des Organismus* versucht Goldstein, ein neues Verständnis des Organismus zu entwickeln, das auf seinen früheren neurologischen Arbeiten aufbaut, aber wesentlich über sie hinausgeht. Neben einer neuartigen Kritik der Reflextheorie beinhaltet das Buch vor allem den Versuch, präzise Studien zu tonischer Bewegung und Kopfhaltung mit einer allgemeinen Revision der Begriffe der Norm, der Gesundheit und der Heilung zu verbinden. *Der Aufbau des Organismus* geht weit über die Aphasiologie und Neurologie hinaus und mündet in ein komplexes, in bestimmter Hinsicht aber auch sehr fragiles System von Begriffen.

Während Goldsteins frühe Arbeiten zur Aphasie zum Kanon der Aphasiologie und Neurologie gehören und seine Unterscheidung zwischen „abstraktem" und „konkretem" Verhalten in der Standardliteratur weithin rezipiert wurde, hat *Der Aufbau des Organismus* die Paradigmenwechsel, die sich nach dem Zweiten Weltkrieg in Goldsteins neuer Heimat, den USA, vollzogen, nicht überstanden. Die Literatur zu Goldstein widmet sich zumeist einer der folgenden drei Themen: Entweder wird untersucht, wie Goldsteins Ansatz aus der Gestalttheorie hervorgeht und diese zugleich reformiert. Oder der Fokus wird auf Goldsteins Rolle in der Geschichte des Holismus und des Vitalismus gerichtet. Oder aber seine Theorie der Normen und der Gesundheit wird in den Vordergrund gerückt und im Zusammenhang mit dem Werk von Georges Canguilhem diskutiert. Wir werden uns im Folgenden auch mit diesen Fragen beschäftigen; in erster Linie geht es uns jedoch um eine Interpretation von Goldsteins Versuch, den Organismus als ein integriertes Individuum zu begreifen – als ein Individuum, das auch dann als Ganzes fungiert, wenn es vom Zusammenbruch bedroht ist. Goldsteins Theorie des Individuums beschäftigt sich nicht nur mit Fragen des Bewusstseins und der Neurologie; auch bietet sie nicht lediglich ein alternatives Verständnis bestehender neurologischer Körperbilder; vielmehr stellt sie den Versuch dar, ein physiologisches, therapeutisches und philosophisches Verständnis des Individuums zu entwickeln.

Das vorliegende Buch beruht auf der archivarischen Aufarbeitung von Goldsteins Nachlass, der in der Rare

Book & Manuscript Library der Columbia University in New York aufbewahrt wird. Es teilt sich in drei Hauptteile. Jeder Teil betrachtet das ganze Argument im *Aufbau des Organismus* vor dem Hintergrund eines spezifischen Problemzusammenhangs. Der erste Teil verortet den *Aufbau des Organismus* im geschichtlichen Kontext von Goldsteins Arbeit, insbesondere im Hinblick auf die Entwicklung seiner Theorie des individuellen Organismus. Der zweite Teil untersucht Goldsteins Studien zu Tonus, Abstraktion und „ausgezeichnetem Verhalten" im Hinblick auf das Verhältnis zwischen *experimenteller* und *therapeutischer* Praxis. Zu diesem Zweck analysieren wir drei kürzlich restaurierte Filme, mit denen Goldstein seine Experimente dokumentierte. Der dritte Teil situiert Goldstein in einem Netzwerk philosophischer Einflüsse und untersucht die Bedeutung seines Werkes für Ernst Cassirer, Maurice Merleau-Ponty und Georges Canguilhem, deren eigene Versuche, eine Theorie des Individuums zu entwickeln, wesentlich von ihrer Auseinandersetzung mit Goldstein geprägt waren. In unserem Epilog werfen wir einige wenige Fragen zu Goldsteins Auffassung von Einheit, Individualität und Therapeutik auf.

2. INDIVIDUALITÄT, EPISTEMOLOGIE UND REVISION DER PHYSIOLOGIE NACH DEM ERSTEN WELTKRIEG

Kurze Zeit nach seiner Flucht aus dem nationalsozialistischen Deutschland im Jahr 1933 verfasste Kurt Goldstein mit *Der Aufbau des Organismus* ein theoretisches Grundlagenwerk, das auf den Ergebnissen seiner rund dreißigjährigen Forschungsarbeit auf dem Gebiet der Neurologie und der Psychiatrie beruht. Der Legende nach entstand das imposante Werk in einem kräftezehrenden fünfwöchigen Diktiermarathon in Amsterdam, unmittelbar bevor er mit Hilfe des *Emergency Committee in Aid of Displaced Foreign Scholars* in die USA emigrierte, wo er 1935 zum Klinischen Professor für Neurologie und Dozenten für Psychopathologie an der Columbia University ernannt wurde. *Der Aufbau des Organismus* erschien 1934 in deutscher Sprache in Den Haag bei Martinus Nijhoff. 1939 brachte die American Book Company die von Goldstein selbst angefertigte englische Fassung unter dem Titel *The Organism. A Holistic Approach to Biology Derived From Pathological Data in Man* heraus.[1]

[1] In seiner Übersetzung stellt Goldstein nicht nur ganze Kapitel um, er ergänzt den Text auch um mehrere Seiten. Diese Ergänzungen liegen bislang nur in der englischen Fassung des Werkes vor. Wo Geroulanos und Meyers direkt aus solchen Passagen zitieren, wurden hier entsprechende Übersetzungen ins Deutsche angefertigt. [A.d.Ü.]

Das vorliegende Kapitel stellt die drei Hinsichten dar, in denen das Argument, das Goldstein in *Der Aufbau des Organismus* vertritt, eine radikal neue Sichtweise entfaltet. Erstens legte Goldstein eine Epistemologie des Lebens und eine philosophische Anthropologie vor: In Erweiterung seiner früheren Arbeiten zur Aphasie entwickelte Goldstein eine Theorie zum „Gesamtverhalten" von Organismen, die von Krankheit und Desintegration betroffen sind. In diesem Zusammenhang prägte er eine Reihe von Begriffen, mittels derer sich die zeitgenössische Neurologie und Physiologie auf den Prüfstand stellen ließen und die seinem Projekt weitreichende epistemologische Tragweite verliehen. Zweitens präsentierte Goldstein eine neue Auffassung vom Individuum. Drittens stellte Goldsteins Buch einen wichtigen Beitrag zu der sich in den Zwanziger- und Dreißigerjahren vollziehenden Revision der Physiologie dar.

1. Goldsteins Theorie des Organismus beruht im Wesentlichen auf zwei miteinander verknüpften Forschungsgegenständen: zum einen auf seinen seit 1906 betriebenen Studien zur Aphasie, aus denen eine ganze Reihe ausführlich auf Einzelfälle eingehender Schriften hervorgegangen war, die in der Monographie *Über Aphasie* (1927) gipfelten; zum anderen auf seiner Arbeit mit hirngeschädigten Soldaten seit der Zeit des Ersten Weltkriegs am damals noch jungen Neurologischen Institut in Frankfurt am Main. In enger Zusammenarbeit mit dem Gestaltpsychologen Adhémar Gelb setzte Goldstein sich kritisch mit diversen Ansät-

zen auseinander, die in der medizinischen Forschung seinerzeit eine zentrale Rolle spielten, insbesondere der Reflexpsychologie und der neuronalen Lokalisation von Geisteskrankheiten. Goldstein machte geltend, dass die der Lokalisation zugrunde liegende methodologische Prämisse der enormen Komplexität der vom Organismus gezeigten „Leistungen" nicht gerecht werde. Darüber hinaus legte er dar, dass dieser Ansatz kaum etwas zur therapeutischen Behandlung hirngeschädigter Soldaten beizutragen habe, da nicht erfasst werde, welche Einschränkungen sich im Einzelnen durch irreparable Schädigungen bestimmter Areale des Hirngewebes ergaben.

Am interessantesten waren für Goldstein und Gelb solche Fälle, die gewissermaßen am physischen Ende des Spektrums der Kriegsneurosen angesiedelt waren – Patienten mit neurologischen (nicht bloß psychischen)[2] Schäden, welche jedoch nicht so verheerend waren, dass jegliche Behandlung und Anpassung an eine neue, wenn auch eingeschränkte, „Normalität" von vornherein ausgeschlossen war. Diese Fälle verlangten – entsprechend der von Goldstein als Untertitel für sein Buch *Aftereffects of Brain Injuries in War* (1942) gewählten Formulierung – nach der „Anwendung psychologischer Methoden in der Klinik". Unter Hinweis darauf, dass in den Jahren zwischen 1914 und 1917 nur ein Anteil von 4–10 % der hirngeschädigten Soldaten überlebte, betonte Goldstein den Umfang seiner

[2] Vgl. Kurt Goldstein, *Aftereffects of Brain Injuries in War. Their Evaluation and Treatment, the Application of Psychologic Methods in the Clinic*, New York: Grune & Stratton 1942, S. 25.

insgesamt 2000 Patienten umfassenden „systematischen" Studie und insbesondere die Detailfülle seiner Forschungen zu rund „90 von ihnen", die er „im Laufe der folgenden zehn Jahre regelmäßig" untersuchte.[3] Ausführlich beschreibt Goldstein die Spannbreite von Verletzungen und deren jeweilige Folgen. Ein 23-jähriger Patient etwa „wurde von einem Projektil verletzt, das durch das linke Auge in den Kopf eingedrungen, durch den Schädel geschlagen und hinter dem linken Ohr ausgetreten war";[4] er litt an amnestischer Aphasie, bei der Patienten unfähig sind, Gegenstände zu benennen oder abstrakte Eigenschaften zu identifizieren. Ein anderer Patient, „24 Jahre alt, war auf der linken Schädelseite zwischen Stirn und Ohr von Granatensplittern verletzt worden", weshalb „man davon ausging, dass die Basis des dritten frontalen Gyrus verletzt war".[5] Wie Goldstein festhält, lagen bei dem Betroffenen keine neurologischen Symptome vor und er verfügte über eine gute Auffassungsgabe; gleichzeitig war „das Fehlen von Wörtern mit konkreter Bedeutung" festzustellen.[6] Des Weiteren war der Patient nicht in der Lage, in entsprechenden Tests Gegenstände zu identifizieren oder mit Akzent ausgesprochene Wörter

[3] Goldstein, *Aftereffects*, S. 13. Die Notwendigkeit der genauen Beobachtung über lange Zeiträume erläutert Goldstein in *Der Aufbau des Organismus. Einführung in die Biologie unter besonderer Berücksichtigung der Erfahrungen am kranken Menschen*, Den Haag: Nijhoff 1934, S. 16–17; vgl. *The Organism. A Holistic Approach to Biology Derived From Pathological Data in Man*, American Book Company, New York 1939; Neuausgabe mit einem Vorwort von Oliver Sacks, New York: Zone Books 1995, S. 40–41.

[4] Goldstein, *Aftereffects*, S. 152.

[5] Ebd., S. 159.

[6] Ebd.

zu verstehen. Mit einem Verweis auf die darüber hinaus vorliegende Sehstörung argumentiert Goldstein, dass diese Befunde eine Symptomatik darstellen, die sich von der des vorangehend angeführten Patienten wesentlich unterscheiden und daher nach einer anderen Klassifikation verlangen.[7] Die Frage, wie ein Patient mit einem Verlust umgeht und wie es ihm im Hinblick auf sein eingeschränktes Sprech- und Sehvermögen gelingt, wieder allein zurechtzukommen, oder wie er entsprechend angeleitet werden kann, ist für Goldstein auch bei der Beschreibung anderer Verletzungen, etwa bei Schädigungen des Frontallappens, von nicht minder großem Interesse.[8] Der für Gelb und Goldstein wichtigste Patient indes war ein 24-jähriger ehemaliger Bergmann namens Johann Schneider (heute zumeist nur unter seinem Nachnamen oder lediglich als „Sch." bekannt), der am 4. Juni 1915 von zwei Minensplittern in den Okzipitallappen getroffen wurde – einmal über dem linken Ohr, einmal in der „Mitte des Hinterhauptes [...] bis auf das freiliegende Gehirn gehend".[9] Schneider war nicht nur Gegenstand mehrerer Publikationen, sondern erlangte, wie Anne Harrington anmerkt, für Gelb und Goldstein geradezu den Stellenwert einer Anna O. Auch Ernst Cassirer und Maurice Merleau-Ponty sollten ihn in der Folge

[7] Vgl. ebd., S. 160.

[8] Vgl. Goldstein, *Aufbau des Organismus*, S. 34.

[9] Adhémar Gelb und Kurt Goldstein, „Zur Psychologie des optischen Wahrnehmungs- und Erkennungsvorganges", in: dies. (Hg.), *Psychologische Analysen hirnpathologischer Fälle*, Bd. 1, Leipzig: J. A. Barth, 1920, S. 1–142, hier S. 9.

als einen solch herausragenden Fall behandeln.[10] In einer detaillierten Studie von 140 Seiten Umfang führen Gelb und Goldstein an, dass Schneider die einschlägigen zur Bestimmung eingeschränkter Fähigkeiten dienenden Tests (die angeblich auf Erkenntnissen einer atomistischen Symptomatologie, der Reflexpsychologie und der Lokalisationstheorie beruhten) zwar ohne Schwierigkeiten absolvierte. Bei genauerem Hinsehen habe sich jedoch herausgestellt, dass er in fast allen Fällen nicht dazu in der Lage war, die in den Tests gestellten – und von ihm gemeisterten – Aufgaben mittels einer „natürlichen" Leistung zu erfüllen. Besonderes Augenmerk widmen Gelb und Goldstein jenen Tests, bei denen Schneider immer wieder und nach umständlichen Versuchen am Erbringen „natürlicher" Leistungen" scheiterte, was ihn schließlich dazu brachte zu versuchen, die verloren gegangenen Leistungen durch andere zu ersetzen.[11] So erforderte etwa das Lesen „kleine, gewöhnlich ganz unauffällige Bewegungen, die der Kranke während des ‚Lesens' ausführte. *Der Patient mußte alles, was er ‚las', gleichsam mitschreiben, indem er die Buchstaben in eigenartiger Weise nachzog.* Bei Worten, die an einer Schultafel angeschrieben wurden, benutzte er in der Regel den Kopf und den Zeigefinger der rechten Hand. Er beließ

[10] Vgl. Cassirer, *Philosophie der symbolischen Formen*, Bd. 3, 6. Kap.; Maurice Merleau-Ponty, *Phänomenologie der Wahrnehmung*, Berlin: de Gruyter 1966; Anne Harrington, *Reenchanted Science: Holism in German Culture*, Princeton: Princeton University Press 1999.

[11] Vgl. Gelb und Goldstein, „Zur Psychologie des optischen Wahrnehmungs- und Erkennungsvorganges", in: dies. (Hg.), *Psychologische Analysen hirnpathologischer Fälle*.

die Hand dabei in beliebiger, jeweils eingenommener Stellung und bewegte den Finger nicht in der Richtung von links nach rechts, als wenn er das normale Schreiben nachahmen würde, sondern innerhalb eines eng umschriebenen Raumes, so, als wenn er alle Buchstaben auf derselben Stelle schreiben würde. [...] Sehr interessant war es, daß der *Kranke selbst anscheinend nichts von diesen Bewegungen wußte*. [...] Wenn man den Patienten aufforderte, keinerlei Bewegungen auszuführen, und wenn der Patient imstande war, diese Instruktion zu befolgen, so war sein ‚Lesevermögen' aufgehoben. [...] Schrieb man irgendeinen Buchstaben oder eine Zahl an die Tafel und fuhr man mit der Hand des Patienten das Angeschriebene in einer anderen Richtung nach, als es dem gewöhnlichen Schreiben entspricht [...], so konnte der Kranke keine einzige Leseprobe mehr bestehen [...]".[12]

Vereinfacht gesagt: Es handelte es sich hier um einen Patienten, der konkrete an ihn gestellte Aufgaben durchaus erfüllen konnte, aber selbst einfachste, nicht in einen bestimmten Zusammenhang eingebundene geistige Operationen, wenn überhaupt, dann nur auf extrem umständliche Weise, auszuführen vermochte – um einen Patienten, der das ihm abhandengekommene natürliche, „kategoriale" Verhalten auf andere Weise zu kompensieren suchte.[13]

Individuellen Fällen maß Goldstein größte Bedeutung bei, und er erklärte sogar, „so wichtig es ist einmal

[12] Ebd., S. 18, S. 20–21.
[13] Goldstein, *Aufbau des Organismus*, S. 15, S. 18–19.

festgestellte Ergebnisse immer wieder an neuem Material bestätigt zu finden, so wenig bringt uns die Bestätigung in der Erkenntnis des Wesentlichen an sich weiter".[14] Während andere Wissenschaftler Gemeinsamkeiten zwischen Patienten suchten,[15] bestand Goldstein ausdrücklich auf den Vorrang des einzelnen Patienten und seiner jeweiligen Situation. „Je mehr wir ihn weiter untersuchten, um so klarer wurde uns die Funktionsstörung, die bei ihm vorliegt, und heute sind wir so weit, dass wir wirklich auf Grundlage des Gesamtbildes, das wir von dem Kranken haben, mit recht grosser Sicherheit voraussagen können, wie der Kranke sich in jeder Situation verhalten wird, auch bei Leistungen, die wir nie bei ihm untersucht haben."[16] Von zentraler Bedeutung für Goldsteins Argumentation war die Ablehnung einer atomistischen Symptomatologie, der Erforschung von Symptomen als separate Indikatoren für Schädigungen.[17] Schon vor der Abfassung von *Der Aufbau des Organismus* hatte Goldstein in seinen theoretischen Darlegungen diagnostischer und therapeutischer Ansätze den Verfechtern eines atomistischen Ansatzes vorgehalten, sich mit

[14] Ebd., S. 17, vgl. S. 16–17.

[15] So z.B. Goldsteins Cousin Ernst Cassirer; vgl. dessen Vorschläge bezüglich der Gemeinsamkeiten bestimmter Patienten in seinem Brief an Goldstein vom 23.3.1925 (Nr. 62): Ernst Cassirer, *Briefe. Ausgewählter wissenschaftlicher Briefwechsel*, in: ders., *Nachgelassene Manuskripte und Texte*, Bd. 18, Hamburg: Meiner 2009, S. 79–83.

[16] Goldstein, *Aufbau des Organismus*, S. 17, und Goldstein, *The Organism*, S. 41. Zu Goldsteins Betonung der überragenden Bedeutung einer auf den individuellen Fall abgestimmten Langzeitpflege vgl. Kurt Goldstein, *Die Behandlung, Fürsorge und Begutachtung der Hirnverletzten*, Leipzig: Vogel 1919, S. 211–212.

[17] Vgl. Kurt Goldstein, *Ausgewählte Schriften*, hg. v. Aron Gurwitsch et al., Den Haag: Nijhoff, 1971, S. 155–156, und Goldstein, *Aufbau des Organismus*, S. 10–11.

einer recht dünnen, auf Schädigungen konzentrierten Vergleichsanalyse zufriedenzugeben, anstatt in den Blick zu nehmen, wie der Organismus auf die entsprechenden Schädigungen reagiert und auf welche Weise er die mit ihnen verbundenen Funktionsverluste zu kompensieren versucht. Zudem zeige ein atomistischer Ansatz nicht, wie sich diese Kompensation zum Nutzen des Patienten einsetzen ließe.[18] Genau darin bestand der Kern von Goldsteins Kritik an der Reflextheorie: Der atomistische Ansatz ging davon aus, dass gleiche Schäden stets zu den gleichen Symptomen und Störungen führen, dass jeder einzelne Patient in der gleichen Weise betroffen ist, und dass eine Vergleichsanalyse unterschiedlicher Fälle dementsprechend auch immer die gleichen Ergebnisse zeitigt.[19] Goldstein hingegen weigerte sich, jeweilige Störungen als einfach nur festzustellende Tatsachen anzusehen, und wandte sich stattdessen dem *einzelnen* Organismus mit der Frage zu, „für welche Art von Sachverhalt das beobachtete Phänomen steht".[20] Anders gefasst: Das Entscheidende für den Patienten wie für die Therapeuten und Physiologen sind nicht die Symptome oder Schädigungen an sich, sondern vor allem das, was Goldstein als „Leistungen" bezeichnet.[21] Das *ursprüngliche*, „geordnete Verhalten" des Organismus ist in Unordnung geraten und er befindet sich nun in einer Lage, in der er Leistungen in einer Weise erbringt,

[18] Vgl. ebd., S. 16–17.
[19] Vgl. ebd., S. 10, S. 12.
[20] Goldstein, *The Organism*, S. 28.
[21] Goldstein, *Aufbau des Organismus*, S. 18, S. 21–22.

die ungeordnet, aber dennoch grundsätzlich darauf ausgerichtet ist, eine neue Ordnung aufzubauen. „In der geordneten Situation erscheinen uns die Leistungen konstant, ‚richtig', dem Organismus, dem sie zugehören, entsprechend, sowohl der Art nach, wie der speziellen Individualität, wie den Umständen, in denen der Organismus sich befindet. Sie werden vom Menschen [engl. *individual*] selbst mit dem Gefühl der Aktivität und der Leichtigkeit, des Behagens, der Entspannung, der Angepasstheit an die Welt, der Freude erlebt."[22] In der überarbeiteten Version von 1939 heißt es an dieser Stelle weiter: „Das heißt, der Verlauf des Verhaltens hat eine bestimmte Ordnung, ein Gesamtmuster, an dem *alle* beteiligten organismischen Faktoren – von den geistigen und somatischen bis hin zu den physikalisch-chemischen Prozessen – in einer für die jeweilige Leistung zweckdienlichen Weise teilhaben. Und genau dies ist das Kriterium für den Normalzustand des Organismus."[23] Goldstein entfaltet hier drei seiner maßgeblichen Begriffe, nämlich *Ganzheit*, *Leistung* und *Ordnung*. Erstens geht es um den Organismus in seiner Gesamtheit, darum, dass „*alle* organismischen Faktoren" beteiligt sind, also nicht „nur" psychologische oder „nur" körperliche Faktoren. Zweitens betont Goldstein die organismischen „Leistungen", wobei es die „normalen" Leistungen sind, die Gesundheit und Ordnung definieren und die von Unordnung betroffen sind. Die Ordnung, der dritte Begriff, ist so-

[22] Ebd., S. 24.
[23] Goldstein, *The Organism*, S. 48.

mit ebenso grundlegend: Sieht sich der Organismus in „Un-Ordnung“ versetzt, so ist er automatisch um Kompensation bemüht, darum, eine neue Ordnung zu etablieren. Es gibt allerdings auch solche Arten von *Unordnung*, die zu einer *„katastrophalen* Reaktion“ führen können, bei der der Organismus völlig außerstande ist, den Anforderungen der Umwelt gerecht zu werden. So heißt es in einem Abschnitt, in dem Goldstein den ungeordneten *inneren* Zustand des Patienten mit einer *um ihn herum* bestehenden Unordnung verklammert: „Das, was die ‚Unordnung‘ von ihnen verlangt, ist vor allem die Wahl, der Wechsel der Einstellung, der schnelle Übergang von einem Verhalten zu einem anderen. Das ist aber gerade das, was sie nicht können oder worin sie behindert sind. Die Angst vor der katastrophalen Reaktion, zu der es bei der objektiven Notwendigkeit eines Wechsels durch die Gliederung der Aussenwelt kommen muss, weil der Kranke einer solchen Aufgabe nicht gerecht werden kann, die Angst vor objektiver Unordnung [...] lässt ihn mit grösster Zähigkeit an der ihm adäquaten Ordnung festhalten, die uns Gesunden als eine abnorm primitive, abnorm gebundene zwangshafte Ordnung erscheint.“[24]

Ordnung/Unordnung, Kompensation und Angst bilden die zentralen Ansatzpunkte in Goldsteins Bemühungen um ein allgemeingültiges, von der Biologie und der Physiologie ausgehendes Gegenmodell zu atomistischer Psychologie und Reflextheorie. Während die Reflextheorie behauptet, dass ein und der-

[24] Goldstein, *Aufbau des Organismus*, S. 30.

selbe Reiz auch stets eine gleiche Reaktion hervorruft, werden nach Goldsteins Auffassung Reflexe immer auch von ihrem Milieu beeinflusst und fallen in unterschiedlichen Zusammenhängen unterschiedlich aus.[25] Goldstein begreift Krankheiten oder Defekte nicht als die alleinige Ursache für die Störungen des Verhaltens, ausschlaggebend sei vielmehr die sich innerhalb seines jeweiligen Milieus vollziehende Anpassung des Organismus an eine solche Störung. Krankheit und Defekt zwingen den Organismus in eine Lage, in der sich seine ungeordneten Leistungen auf Kompensation oder „Anpassung" ausrichten, um zu einer neuen Ordnung, einer neuen Normalität zu gelangen.[26] Speziell mit Blick auf Verletzungen zentraler kortikaler Areale – einschließlich solcher wie der oben angesprochenen Fälle, die mit Seh- und Sprachstörungen einhergehen – führt Goldstein als einen weiteren Punkt die zerstörerische Auswirkung von Krankheit und Defekt auf die Fähigkeit zum abstrakten Denken an, was dazu führt, dass Betroffene nur noch auf unmittelbar gegebene konkrete Umstände zu reagieren imstande sind. Die Kompensierung von Krankheit und Defekt bringt es indes mit sich, dass der Organismus seine natürlichen, das heißt wohlgeordneten *abstrakten* beziehungsweise *kategorialen* Fähigkeiten verliert: „Überall, wo der Patient von einer konkreten Gegebenheit absehen muss, um etwas zu leisten, wo er sich lediglich imaginär auf etwas beziehen müsste, da versagt

[25] Ebd., S. 44–45.
[26] Ebd., S. 273–276.

er; überall dort, wo der Effekt durch konkretes Tun an Hand eines ‚handgreiflich' vorliegenden Materiales zustandekommen kann, da leistet er Brauchbares. [...] [D]er Patient hat die Fähigkeit eingebüsst, *sich auf nur Mögliches einzustellen*."[27] Zu kategorialem Verhalten, einem „Attribut des Menschen", wie es in der überarbeiteten Fassung an späterer Stelle heißt, gehört die Fähigkeit, „willentlich sein Verhalten zu ändern, an einem selbstgewählten Bezugsrahmen ausgerichtet logisch zu urteilen, freie Handlungsentscheidungen zu treffen, einzelne Bestandteile eines Ganzen zu erkennen, ein bestimmtes Ganzes in seine Teile zu zerlegen sowie Verbindungen zwischen Dingen herzustellen."[28] Im Laufe der Zeit wird Goldstein immer mehr diese Weise betonen, in der die abstrakte die konkrete Haltung überlagert und in diese kollabiert. In *Der Aufbau des Organismus* hält er jedoch noch an dem Ausdruck „kategorial" fest, verwendet ihn synonym mit „abstrakt" und betrachtet den binären Gegensatz zwischen kategorial und konkret als abgeleitet aus anderen von ihm verwendeten Begriffen wie Ordnung, Ganzheit und Normalität. Im Gegensatz zur kategorialen Haltung, die für ihn „mehr als bloß den ‚realen' Reiz umfasst", ist die konkrete Haltung „realistisch" und „impliziert keine bewusste Tätigkeit, wie etwa Schlüsse zu ziehen, aktiv nachzudenken oder das eigene Tun zu erklären".[29]

[27] Ebd., S. 18–19.
[28] Goldstein, *The Organism*, S. 301.
[29] Kurt Goldstein und Martin Scheerer, „Abstract and Concrete Behavior", in: *Psychological Monographs* 53:2 (1941), S. 2, S. 3.

Entscheidend ist, dass der Verlust des abstrakten Verhaltens das zentrale Moment bei der Zerstörung der alten Ordnung und der damit einhergehenden Herabsetzung des Patienten in einer ungeordneten Situation bildet, in der er nur zur Auseinandersetzung mit der konkreten Situation fähig ist, die ihn unmittelbar umgibt. „[D]ie Schädigung der Hirnrinde führt nicht zu einem Ausfall isolierter Leistungen, sondern zu einem *Abbau nach einem ganz bestimmten Prinzip.*“[30] Es bleibt nicht beim Verlust bestimmter Einzelleistungen, sondern es kommt zu einer *systemischen Desintegration*, da jener Verlust sich unweigerlich auf die Fähigkeit auswirkt, die Ganzheit des Organismus zu gewährleisten.[31] Wird der Patient mit abstrakten Aufgaben konfrontiert, verspürt er angesichts seiner Unfähigkeit, diesen gerecht zu werden, heftige Angst und versucht energisch, zu irgendeiner Form von Ordnung zurückzukehren. Derartige katastrophale Situationen können zu einem weiteren Verfall des Vermögens führen, Anforderungen zu bewältigen, und der unter Verlust seines abstrakten oder diskursiven Denkvermögens operierende Organismus erbringt seine Leistungen nur noch im Hinblick auf eine *restitutio ad integrum* – wie eingeschränkt dieses *integrum* auch immer sein mag.[32]

2. Will man genauer darlegen, worin das Besondere an Goldsteins „Revision“ seinerzeit gängiger Auffassungen von einer neurologisch fundierten Physiologie

[30] Goldstein, *Aufbau des Organismus*, S. 20.
[31] Vgl. Goldstein, *The Organism*, S. 45.
[32] Vgl. Goldstein, *Aufbau des Organismus*, S. 30–31.

– der geistigen und physiologischen Realität des Organismus unter den Vorzeichen von Krankheit, Anspannung und Unordnung – besteht, gilt es sich zunächst anzuschauen, wie Goldstein den Begriff des Individuums versteht. Nach Goldstein lässt sich dem pathologischen Befund einzelner Patienten durchaus ein Sinn zuordnen, allerdings nur, wenn man das betreffende Individuum mit sich selbst in ähnlichen oder in unterschiedlichen Situationen vergleicht oder gegeneinanderhält, wie *ebendieser* Patient einen früheren Zustand *empfunden* hat. Allein aufgrund solcher Vergleiche hat die Rede von „Ordnung" und „Unordnung" einen Sinn.[33] In Goldsteins Schriften zum *Individuum*, dem Individuum als solchem, tritt dieses nicht nur als Gegenstand der Analyse auf; vielmehr wird hier zugleich die Grundlage für eine Kritik am „Kollektivismus" und an klassischen Normen geschaffen.[34] Diese Kritik beruht darauf, dass für Goldstein die Fähigkeit, Gesundheit oder Krankheit zu bestimmen, ein ausschließlich dem Menschen eignendes Merkmal ist, das mit dem *Auto*nomie-Versprechen verbunden ist – dem Versprechen, einer Gefährdung entrinnen zu können. Denn „Wohlbefinden besteht in einer individuellen Norm geordneten Funktionierens".[35] Dass Goldstein es ausgerechnet so fasst, muss – wie Jean Gayon hervorhebt – nicht überraschen, bedenkt man den Zeitpunkt der

[33] Vgl. die abschließenden Betrachtungen zur Patientenerfahrung in Goldsteins „Schlussbemerkungen" in: Goldstein, *Aufbau des Organismus*, S. 345–356.
[34] Vgl. Kurt Goldstein, „Individual and Others", in: ders., *Human Nature in the Light of Psychopathology*, New York: Schocken 1947.
[35] Goldstein, *The Organism*, S. 333.

Niederschrift des Werkes, die nach Goldsteins Flucht aus Deutschland erfolgte.[36] Und wenn Goldstein an anderer Stelle über den „statistischen Normbegriff“ schreibt, dass man „von ihm aus dem einzelnen Menschen nicht gerecht werden“[37] könne, so steht außer Frage, dass die hier angesprochene „Gerechtigkeit“ auch und speziell auf das gesellschaftspolitische Zeitgeschehen zu beziehen ist. Goldsteins Absage an eine Gleichsetzung der Norm mit dem Normalen, Durchschnittlichen, „Gesunden“ ist ein scharfer Angriff auf jene Argumentation, die eine solche Normalität gegen all jene in Stellung bringt, welche für nicht durchschnittlich, nicht gesund, nicht normal erachtet werden. Eine stärkere theoretische Gegenposition zu der zeitgenössischen Politisierung statistisch normierten Lebens ist wohl schwerlich vorstellbar, zu einer Politisierung, die – wie in Goldsteins Fall – Menschen aus ihrem sozialen Milieu ausschloss und die bald von Ausgrenzung und Zwangsausbürgerung zu Ausrottung übergehen sollte. Von einem Verständnis, das Normen mit regulativen Idealen oder Mittelwerten gleichsetzt, radikal abzurücken und stattdessen dem Individuum zuzuerkennen, dass es auch mit einem gewissen Grad an Freiheit seiner Umwelt zu begegnen weiß, stellte nicht allein eine Abkehr von traditionelleren liberalen Auffassungen von Individualität dar, sondern war darüber hinaus eine Absage an Normenkonzeptionen, die einer verallgemeinerten Biopolitik

[36] Vgl. Jean Gayon, „The Concept of Individuality in Canguilhem's Philosophy“, in: *Journal of the History of Biology* 31:3 (1998), S. 309–310.
[37] Goldstein, *Aufbau des Organismus*, S. 265.

Vorschub leisteten. Goldstein spitzt seine Argumentation zusätzlich zu, indem er betont, „wie vieles ‚Unmenschliche‘ […] sich nicht bei einer solchen Betrachtung dann als sehr menschlich herausgestellt“ habe, und er sich weigert, Begriffe wie Rasse oder Volk als „übergeordnete“ Größen zu akzeptieren. Derlei Begriffe, so Goldstein, missbrauchten Vorstellungen der Ganzheitlichkeit oder des Wesens des Menschen, und er beklagt, dass ein als abnorm erachtetes Individuum „sich jedenfalls nicht verwirklichen können“ werde: „Er wird aber höchstwahrscheinlich auch nicht ohne Schaden für die Gemeinschaft existieren können, wenn auch nicht selten nur nicht ohne vermeintlichen Schaden. Die Gesellschaft wird daraus die Konsequenz ziehen, sie habe das Recht sich von ihm zu befreien.“[38]

In Goldsteins Auffassung vom Individuum ist die Grundlage für eine ganze Philosophie der Biologie enthalten. So befasst er sich ebenso mit den Bedingungen von Erfahrung von Krankheit und Störung *im Patienten* wie mit Bedingungen, die mit jenen Pauschalisierungen, welche im Rahmen von medizinischer Intervention, Behandlung und Heilung zustande kommen, unvereinbar sind. Und er untersucht – fernab der Fehlzuschreibungen eines unausgegorenen biologischen Determinismus –, die Motivationen und Handlungen des Organismus. Anders gefasst: Nach Goldsteins methodologischer Auffassung ist nicht etwa in Abrede zu stellen, dass pathologische Phänomene erkennbare

[38] Ebd., S. 285, S. 284, S. 287.

Muster aufweisen, sondern es wird verlangt, diese Muster bei dem Patienten selbst zu suchen. In Georges Canguilhems Worten: „Betrachtet man viele Personen zugleich, so ist die Grenze zwischen Normalem und Pathologischem ganz unbestimmt; beobachtet man indessen eine gewisse Zeit lang ein und dieselbe Person, so lässt sie sich sehr genau festlegen."[39] Goldstein sieht jene Normen, die von einem statistischen Mittelwert abgeleitet sind, mit den „individuellen Normen" in einem Wettstreit begriffen:[40] Weil neue individuelle Normen ein Ergebnis von Unordnung und Schwächung sind, ist das Individuum biologisch gezwungen, einen Raum zu schaffen, in dem diese Normen sich Gültigkeit verschaffen können. Die Zuschreibung von Gesundheit, Krankheit und Genesung kann nicht von statistischen Normen abhängig sein, weil diese Zustände auf dem jeweiligen Vermögen des Individuums *gründen*. Dazu Canguilhem: „Was Goldstein bei seinen Kranken entdeckt hat, ist die Einsetzung neuer Lebensnormen durch eine der neuen, aber *eingeschränkten* Umwelt entsprechende Verminderung ihrer Aktivität."[41]

Daraus ergeben sich folgende Thesen zu Goldsteins neuem Verständnis der Anthropologie, der Physiologie und der Epistemologie des Lebens:

a) Den Ausgangspunkt für die Gewinnung pathologischer Befunde bildet ein spezifischer Organismus in

[39] Georges Canguilhem, *Das Normale und das Pathologische*, Berlin: August Verlag 2013, S. 190.
[40] Goldstein, *Aufbau des Organismus*, S. 265.
[41] Canguilhem, *Das Normale und das Pathologische*, S. 194.

einer spezifischen Situation.[42] Nach Goldsteins Untersuchungen geht der kranke oder gestörte Organismus in einen *bestimmten* Zustand über, der zwar vom Organismus selbst bestimmt wird, dem Milieu gegenüber aber oft immens eingeschränkt ist.[43] Goldsteins experimentelle Methodologie stellt das Individuum ins Zentrum und vergleicht es mit sich selbst: Entweder wird der Organismus in *unterschiedlichen Situationen* verglichen, oder es wird sein *jetziger Zustand* zu einem *in der Vergangenheit empfundenen Zustand* in Beziehung gesetzt.

b) Goldstein hebt gezielt die Grenze zwischen dem Ausdruck mentaler und dem Ausdruck physischer Phänomene im Organismus auf.

c) Goldstein betont nachdrücklich, dass die Antwort des Organismus auf Krankheit und Störung darin besteht, sich um Anpassung zu bemühen. Oder wie es bei Canguilhem heißt: „Ein Leben, das sich gegen etwas stellt, ist bereits ein bedrohtes Leben."[44] Goldstein betrachtet in *Der Aufbau des Organismus* die Physiologie *nicht* unter dem Gesichtspunkt der Lehre von den – durch Schutzmechanismen zusammengehaltenen – Normalfunktionen, sondern unter dem Gesichtspunkt von Tendenzen, die durch die Erfahrung der Krankheit ausgelöst werden und auf Erhaltung ausgerichtet sind. Danach zeichnet sich der gesunde Orga-

[42] Vgl. Goldstein, *Aufbau des Organismus*, S. 16.
[43] Vgl. ebd., S. 329–330.
[44] Canguilhem, *Die Erkenntnis des Lebens*, Berlin: August Verlag 2009, S. 265.

nismus durch die Tendenz aus, sich neuen Situationen zu stellen und neue Normen aufzustellen.[45]

3. Der *Aufbau des Organismus* lässt sich nur schwer in die herkömmliche Wissenschaftsgeschichte einordnen. Bevor wir auf die entscheidenden Bezüge zu sprechen kommen – die Erkenntnistheorie und die Revision der Physiologie nach dem Ersten Weltkrieg –, sei zunächst sein Verhältnis zu einigen zeitgenössischen Entwicklungen umrissen.

Zum Ersten wird Goldsteins Theorie oft als Teil eines bloßen Zwischenspiels in der Entwicklung der Aphasieforschung betrachtet, das nach 1950 durch den Erfolg der dynamischen Lokalisation und der Neuroethologie abgelöst wurde. Besonders durch die Arbeiten von Norman Geschwind, Alexander Luria und Gerald Edelman erschienen letztere Ansätze an jene Phase der Forschung anzuknüpfen, die ihren Ausgang in der zweiten Hälfte des 19. Jahrhunderts mit den Arbeiten Paul Brocas, Carl Wernickes und Ludwig Lichtheims genommen hatte. Die von dieser Forschergeneration in den 1860er bis 1880er Jahren etablierte neurologische Bestimmung der Aphasie als ein unter dem Aspekt der funktionalen Lokalisation zu betrachtendes Phänomen stand in enger Verbindung mit der auf der Assoziationspsychologie beruhenden Auffassung des Gehirns als eines komplexen Reflexmoduls. Die Kombination dieser beiden Ansätze führte zu der Zergliederung des Gehirns und zu der Vorstellung, Ein-

[45] Vgl. Canguilhem, *Das Normale und das Pathologische*, S. 210, S. 214.

schränkungen der Handlungsfähigkeit seien durch lokale Verletzungen des Gehirns zu erklären. Entschiedene Kritik an diesem Modell übte neben anderen John Hughlings Jackson, der in seinen ab 1876 erschienenen Schriften erklärte, dass zum Verständnis neurologischer Störungen das individuelle Gehirn als Ganzes in Bezug auf die fragliche Störung zu betrachten sei. Auf Jackson wiederum berief sich Siegmund Freud in seiner Schrift *Zur Auffassung der Aphasien* (1891), um auf die Beschränkungen der von seinen Mentoren und Kollegen vertretenen Lokalisationstheorie hinzuweisen;[46] in Gegenposition zu der von Carl Wernicke und Theodor Meynert begründeten deutschen Linie der neurologischen *Theorie* stützte Freud sich auf eine *klinische* Tradition, die auf Claude Bernard und Jean-Martin Charcot zurückgeht. Speziell Bernard war für Freud (und Goldstein) von Bedeutung, weil dieser zum einen der klinischen Behandlung des Körpers Vorrang einräumte (in deren Zusammenhang er auch eine Theorie des „inneren" Milieus des Körpers entwickelte), er sich zum anderen aber weniger auf die theoretische Seite als auf eine logisch aufgebaute *experimentelle* Methode konzentrierte.[47] Der Ansatz, klinischen und experimentellen Arbeiten den Vorrang einzuräumen, fand in den Jahren vor und während des Ersten Weltkriegs unter Aphasieforschern in ganz Westeuropa allmählich größeren Zuspruch. Wie Gelb

[46] Vgl. hierzu die Ausführungen zu Freud in Goldstein, *The Organism*, S. 40 und S. 231–260, sowie Goldstein, *Aufbau des Organismus*, S. 189–219.

[47] Vgl. Walter Riese, „Structure of Experimental Thought", in: Marianne Simmel (Hg.), *The Reach of Mind*, New York: Springer 1968.

und Goldstein in ihrer Darstellung zum Fall Schneider anmerken, sahen sich Ärzte durch den atemberaubenden Anstieg der Anzahl hirngeschädigter Patienten veranlasst, „eine so große Zahl von verschiedenen Fällen gleichzeitig zu untersuchen und zu vergleichen".[48] 1925 stellte Goldstein für Cassirers Arbeiten zu Psychopathologie und symbolischen Formen eine Lektüreliste zusammen, die den damaligen Forschungsstand widerspiegelte: Zu den Aphasiologen, die in die gleiche wie die von Gelb und Goldstein eingeschlagene Richtung wiesen, gehörten unter anderem Hugo Liepmann, Karl Heilbronner und allen voran der englische Neurologe Henry Head, dessen Veröffentlichungen nach Cassirers wie auch Goldsteins Ansicht eine große Nähe zu den Arbeiten von Gelb und Goldstein aufwiesen.[49] Gleichwohl sucht Goldstein in *Der Aufbau des Organismus* über Heads Arbeiten zur Aphasie hinauszugehen und passt das auf dem individuellen Nervensystem basierende Modell so an, dass es dem individuellen physiologischen Ganzen – dem Körper – den Vorrang einräumt. Abgesehen davon können Goldstein und seine Gruppe auch deshalb „nicht auf einen schlicht neurologischen Ansatz reduziert werden", da sie u.a. auch auf philosophische, psychoanalytische,

[48] Gelb und Goldstein, „Zur Psychologie des optischen Wahrnehmungs- und Erkennungsvorganges", in: dies. (Hg.), *Psychologische Analysen hirnpathologischer Fälle*, S. 2.

[49] Vgl. Cassirers Bitte um eine Leseliste in seinem Brief an Goldstein vom 5.1.1925, siehe Cassirer, *Briefwechsel*, S. 72, sowie die Verweise im 6. Kapitel des 2. Teils der *Philosophie der symbolischen Formen*, Bd. 3, S. 234–322.

sozialwissenschaftliche und neurophysiologische Arbeiten zurückgriffen.[50]

Zum Zweiten lässt sich *Der Aufbau des Organismus* durchaus als ein Beitrag zur Psychologie lesen. Allerdings ist Goldsteins Darstellung keine psychologische im eigentlichen Sinn,[51] trotz ihrer Auseinandersetzung mit Psychologie[52] und Psychoanalyse. Ohne damit der Psychologie ihre Berechtigung absprechen zu wollen, artikuliert Goldstein seine Darstellung von Verhalten (vor allem von abstraktem, konkretem und „totalem" Verhalten) insbesondere mit dem Ziel, den Begriff des Unbewussten zu ersetzen.[53] Zudem betont er, dass fundamentale den Patienten betreffenden Mechanismen, vor allem im Fall von Patienten mit kortikalen Verletzungen, von einer konservativen, kompensierenden *biologischen* Bestimmung geleitet oder sogar beherrscht werden.[54] Die „Furcht" vor sozialer Fremdbestimmung zwingt hirngeschädigte Patienten dazu, sich noch mehr auf das Biologische zu stützen. An diesem Punkt wird die Psychologie in die Neurophysiologie integriert: Die Ausrichtung des Patienten auf eine neue Ordnung – so eingeschränkt diese auch sein mag – be-

[50] Vgl. Frank Stahnisch und Thomas Hoffmann, „Kurt Goldstein and the Neurology of Movement during the Interwar Years", in: Christian Hoffstadt, Franz Peschke, Andreas Schulz-Buchta u.a. (Hg.), *Was bewegt uns?*, Freiburg: Projekt 2010, S. 285–286.

[51] So auch Goldsteins selbst, siehe Goldstein, *Aufbau des Organismus*, S. 319.

[52] Nämlich der gestaltpsychologischen Hervorhebung des Gesichtsfeldes und der Kritik an der Assoziationspsychologie. Zu Goldsteins Distanzierung von der Gestaltpsychologie vgl. jedoch Goldstein, *Aufbau des Organismus*, S. 330 sowie Mitchell Ash, *Gestalt Psychology in German Culture*, Cambridge: Cambridge University Press 1995, S. 280–282.

[53] Vgl. Goldstein, *Aufbau des Organismus*, S. 205–206.

[54] Vgl. ebd., S. 30.

darf keines abstrakten Denkens und auch keines vitalistischen, psychologischen oder holistischen Zusatzes, sondern stellt vielmehr eine nicht-diskursive, grundlegende biologische Reaktion dar. Insofern die vom Patienten an den Tag gelegte Verhaltensänderung darauf beruht, dass Gehirn und Körper um Anpassung und Kompensation für die verlorene Ordnung bemüht sind, macht sie das Primat der physiologischen Ordnung augenfällig.

Noch deutlicher sitzt Goldstein zwischen den Stühlen, betrachtet man ihn *zum Dritten* im jeweiligen Kontext von Physiologie und von Neurologie. In der Geschichtsschreibung der klassischen Physiologie wird sein Werk weitestgehend außer Acht gelassen, und auch die der Neurologie hat es – hatte doch Goldstein schon lange vor der Abfassung von *Der Aufbau des Organismus* den Labortisch mit der Klinik vertauscht – stets nur als Randthema behandelt. Trotz Goldsteins eingehender Kritik an Charles Scott Sherringtons *The Integrative Action of the Nervous System* (1906) – die offensichtlich darauf abzielte, ebendieses als Standardwerk der Neurophysiologie abzulösen[55] – sowie der Kritik an der reduktionistischen Physiologie[56] gelang es ihm mit *Der Aufbau des Organismus* eher, das Reflexparadigma zu verdrängen, als eine Alternative zu etablieren.

Zum Vierten wird Goldstein häufig einem holistischen Denken deutscher Prägung zugerechnet.[57] Allerdings hebt er sich von anderen Holisten durch eine

55 Vgl. ebd., S. 44, S. 46–48.
56 Vgl. ebd., S. 81–82, und Goldstein, *The Organism*, S. 108–109, S. 261.
57 Vgl. Harrington, *Reenchanted Science*, 5. Kap., S. 140–173.

äußerst ablehnende Haltung gegenüber Organizismus, Vitalismus und Vorstellungen von einer Wiederverzauberung ab; Hans Driesch, Ludwig Klages oder Jakob von Uexküll steht er mit Geringschätzung gegenüber. Goldsteins Betonung von Einheit erinnert somit weniger an zeitgenössische Vertreter der Lebensphilosophie als an die von Cassirer herausgestellte Einheit des Geistes, die die notwendige Grundlage für „symbolische Prägnanz" bilde – das Vermögen „sinnlicher Dinge", eine Bedeutung zu haben und sie „dem Bewußtsein darzustellen".[58] *Der Aufbau des Organismus* ist somit weder das Werk eines Vitalisten, der das mechanistische Weltbild ablehnt, noch ist es im Spektrum der konservativen Revolution zu verorten. Die entschiedene Ablehnung von Funktionalismus und Atomismus führt eben *nicht* zu irgendeiner Form des Holismus, sondern zu dem Bestreben, den Einzelfall aus dem Individuum heraus zu erklären. Infolgedessen zeigt sich in Goldsteins Werk ein neuer Begriff von der einheitlichen Individualität des Organismus, die sich im Krankheitsfall zerbrochen, gespalten findet und nach irgendeiner neuen Ordnung strebt, die sie stabilisiert und erhält. Genau diese einheitliche Individualität sucht Goldstein in seiner Epistemologie in ihre Bestandteile zu zerlegen, indem er mit der Unter-

[58] Zur Ablehnung des Vitalismus vgl. Goldstein, *The Organism* S. 28 u. 323, und Goldstein, *Aufbau des Organismus*, S. 263. Zu Cassirers ganz ähnlichem Insistieren auf der Einheit des Selbst als Grund *und Folge* „symbolischer Prägnanz" vgl. Cassirer, *Philosophie der symbolischen Formen*, Bd. 3, S. 271–272 u. 277.

suchung der pathologischen Desintegration des Organismus beginnt.[59]

Wie also ist Goldstein zu verstehen und in der Wissenschaftsgeschichte zu verorten – sowohl im Hinblick auf die Veränderungen disziplinärer Trends als auch in Hinblick auf seine einzigartige Rolle in der grundlegenden Revision des Begriffs der Humanbiologie? Wir möchten zwei Vorschläge machen.

Zunächst ergibt sich aus dem bisher Gesagten, dass Goldstein zugleich eine neue Epistemologie des Lebens und eine philosophische Anthropologie vorgelegt hat, die darauf beruhen, ausgehend von pathologischen Befunden eine Theorie der Individualität und Subjektivität als normstiftenden Größen zu entwickeln. Sein Werk als fundamental epistemologisch oder „anthropologisch“ zu bezeichnen, heißt indes keineswegs, ihm den wissenschaftlichen Anspruch oder den historischen Status abzusprechen. In diesem Zusammenhang ist es hilfreich, darauf hinzuweisen, dass Goldstein selbst sich auf „die philosophischen Perspektiven“ beruft und später sogar erklärt, dass er mit der in seinen Schriften aufgeworfenen Frage der Existenz auf eine „philosophische Anthropologie“ abgezielt habe.[60]

Es ergibt sich außerdem, dass Goldsteins Epistemologie in *Der Aufbau des Organismus* auf der Auffassung gründet, dass das Individuum nach Ganzheit strebt. Es

[59] Vgl. Goldstein, *Aufbau des Organismus*, S. 16, S. 42–43 u. 278.
[60] Goldstein, *Ausgewählte Schriften*, S. 12.

ist kein gegebenes Ganzes. Solang es gesund ist, muss es nicht einmal seine Ganzheit erfahren. Und es kann immer zerlegt werden. Es ist permanent bedroht.[61] Leben ist die Beziehung zur Hervorbringung seiner selbst als nicht bedroht, autonom und normativ – als In-dividuum, das heißt, als Un-teilbares. Das Leben, sogar das Tierleben, erhält sich durch Einsetzung seiner eigenen Normen, dadurch dass es seine Individualität zu instituieren sucht: Das tierische Sein ist „nicht aus der Summation einzelner Vorgänge in seinem Verhalten zu verstehen, sondern dieses weist auf eine individuelle Organisation hin, von der allein sein Verhalten – als Ausdruck der Tendenz, sich den Umständen entsprechend zu verwirklichen – verständlich wird".[62]

Goldstein selbst arbeitete auf die Etablierung einer epistemologischen Achse hin: In der Konstruktion einer auf ihn selbst zulaufenden philosophischen Genealogie, hob er vor allem den Einfluss Kants, Cassirers und Husserls hervor.[63] Goldsteins frühe Arbeiten beeinflussten ihrerseits den dritten Band von Cassirers *Philosophie der symbolischen Formen* und insbesondere Cassirers Verständnis von der „symbolischen Prägnanz", insofern sie veranschaulichten, wie man zu einer Konzeption des Normalen gelangen kann, die gewissermaßen auf der Grundlage eines durch pathologische Befunde ermöglichten Modells rekonstruiert und begrifflich zerlegt wird. Die gegenseitige intellektuelle Befruchtung setzte sich fort in einem regen

[61] Vgl. Goldstein, *Aufbau des Organismus*, S. 272–273.
[62] Ebd., S. 295.
[63] Vgl. Goldstein, *Ausgewählte Schriften*, S. 11.

Schriftverkehr mit Cassirer, dessen zahlreiche Schriftstücke Goldstein während und nach seiner Flucht aus Deutschland sorgsam aufbewahrte;[64] Cassirers Begriffe des Wirkens und Bildens scheint Goldstein offensichtlich direkt aus der *Philosophie der symbolischen Formen* in den *Aufbau des Organismus* übernommen zu haben.[65] Zur gleichen Zeit vertiefte er sich in die Phänomenologie Husserls, Schelers und Heideggers. Goldsteins Aneignung dieser Philosophen ist jedoch sehr spezifisch: Typischerweise stellt er einen Vergleich zwischen zwei oder mehreren philosophischen Positionen an, um auf diese Weise zunächst sein Argument zu strukturieren. Dann setzt er diese Positionen mit einer geordneten Situation gleich, die durch eine abstrakte Haltung definiert ist – das heißt, mit Normalität. Im nächsten Schritt wird ebendiese Ordnung unter Heranziehung der pathologischen oder ungeordneten Situation zerlegt, indem er darlegt, dass der Übergang vom Pathologischen zum Normalen nicht diejenige Interpretation der „normalen" Ordnung stützt, die die betreffenden Philosophen vertreten. Diese Praxis von Aneignung und Kritik lässt sich an Hand der folgenden Fälle veranschaulichen:

a) Beim Versuch, Biologie zu definieren, zitiert Goldstein eingangs Hans Drieschs Definition der Biologie als „Wissenschaft vom Leben", um dann zu bestreiten, „dass sich solche Definitionsversuche als fruchtbar für

[64] Columbia University Rare Book & Manuscript Library, Kurt Goldstein Papers, Schachtel 1, Ordner „Ernst Cassirer".
[65] Vgl. Goldstein, *Aufbau des Organismus*, S. 299.

die Erforschung der lebendigen Welt erwiesen hätten".[66]

b) In ähnlicher Weise bedient sich Goldstein beim Vergleich von *Leben* und *Geist* der phänomenologischen Anthropologie Max Schelers, um sich zunächst gegen Ludwig Klages zu wenden und dann mit Hilfe von Cassirers Überlegungen zum Verhältnis von Geist und Leben Schelers „tiefe Konzeption" einer „Vitalsphäre" zu kritisieren.[67]

c) Wie Goldstein selbst bemerkt, verbindet sein Werk Kant und Husserl. Dabei bleiben sein Wissensbegriff und sein Lebensbegriff grundlegend kantianisch. Tatsächlich kann Cassirers „symbolische Prägnanz", deren Formulierung sich wie erwähnt nicht zuletzt Goldsteins Überlegungen verdankt, im Grunde genommen als eine direkte Kritik an Husserls „transzendentaler Reduktion" interpretiert werden.[68] Dennoch kann man das abstrakte Verhalten als Analogon zu Husserls Auffassung vom transzendentalen Bewusstsein betrachten, insofern nämlich eine Schädigung – der in Form der Hirnverletzung bestehende Verlust – das „Selbst" der Fähigkeit zur Transzendierung einer Situation beraubt. Es ist geradezu so, als zeige ein rein konkretes Verhalten einer radikalen Version des husserlschen Ego die Schranken auf. In diesem Sinne lässt sich die doppelte Verwendung von

[66] Ebd., S. 5.

[67] Zur ausführlichen Heranziehung Cassirers im Rahmen der Kritik an Scheler vgl. ebd., S. 293–302; vgl. außerdem die zweite „Widerlegung" Klages', ebd., S. 219.

[68] Vgl. John M. Krois, *Cassirer: Symbolic Forms and History*, New Haven: Yale University Press 1984, S. 55.

„kategorial" (das eher als neukantianischer Begriff gebräuchlich ist) und „abstrakt" (das in der ausgeprägten Gegenüberstellung von *abstrakt* und *konkret* eher husserlianisch ist), um das Vermögen des vereinten Organismus zu bezeichnen, jenseits konkreter Situationen zu agieren, so verstehen, dass Goldstein beiden Interpretationen Raum lässt, während er zugleich seine eigene Position als eine solche artikuliert, die grundlegend von der pathologischen Situation, die mit der Zerstörung ebendieses Vermögens verbunden ist, ausgeht und von dort aus die normale Situation in den Blick nimmt.

Derartige Aneignungen und Neuverwendungen lassen erkennen, dass Goldstein der Philosophie eine besondere Stellung einzuräumen bereit ist, während er sich ihr gleichzeitig über die physiologische Rekonstruktion des normalen, integrierten Individuums nähert, die von den pathologischen Fällen abstrahiert, die er studierte. Diese zweigleisige Herangehensweise sollte sich in der Folge als ein entscheidendes Moment für das philosophische Gewicht und die Rezeption seines Werks, von Cassirer und Merleau-Ponty bis hin zu Canguilhem und Jonas, erweisen. Zugleich machte Goldsteins philosophische Artikulationsform jedoch seine Arbeiten abhängig von einem klinischen und philosophischen Kontext, der die Überquerung des Atlantiks nicht ohne Weiteres überstehen sollte.

Der zweite Zusammenhang, in dem wir Goldstein verorten möchten, ist eine bestimmte biologische Denktradition, die seine spezifisch neurologischen und psychiatrischen Untersuchungen auf den ersten Blick auszublenden scheinen. In den holistischen und insbesondere in den individualistischen Schlussfolgerungen, die er aus seiner Theorie des Organismus zieht, klingen die Arbeiten zeitgenössischer Physiologen und Endokrinologen aus den USA und England an, mit denen er aber offenbar kaum oder gar keinen Kontakt hatte: William Bayliss, Ernest Starling, Henry H. Dale, Henry Head, W. H. R. Rivers, Walter B. Cannon und Fenton Turck. In *Der Aufbau des Organismus* werden lediglich Cannon und Head zitiert.[69]

Zwei Entwicklungen sind hierbei von besonderer Bedeutung. Bei der ersten handelt es sich um die von Untersuchungen zur Aphasie sowie zum Phänomen des *shell shock*, also zur Kriegsneurose, ausgehende Entwicklung eines Organismusverständnisses, dem zufolge der Organismus sich im Fall einer drohenden systemischen Desintegration zu erhalten sucht. Heads Arbeiten zur Aphasie und die von ihm (und an ihm selbst) durchgeführten Experimente zur Nerventeilung sowie seine Zusammenarbeit mit W.H.R. Rivers hatten zum Ziel, die regenerativen Aspekte der menschlichen Biologie zu beschreiben. Heads Begriff der Störung des „symbolischen Ausdrucks“, den Goldstein zitiert, ermöglichte Head ein Verständnis von Krankheit und Verletzung, demzufolge diese sich *nicht* etwa in erwartbaren Symptomen manifestieren, son-

[69] Goldstein selbst lobt in einem Brief an Henry Head dessen Arbeiten zur Aphasie als „für unser Feld maßgebend“. (Kurt Goldstein an Henry Head, 23.7.1926, Wellcome Institute Library, Henry Head Papers, PP/Hea/D8.)

dern vielmehr in dem „Zerfall" des Individuums.[70] Rivers wiederum teilte mit Goldstein die Hervorhebung des Drangs verletzter Soldaten zur „Selbsterhaltung".[71] Das Sich-Zurückziehen des Körpers angesichts von Anforderungen, denen er nicht (und vielleicht nie) gerecht werden kann, äußerte sich bei Rivers' Patienten in Form von Stummheit, Blindheit, Taubheit, Amnesie und Zittern. In seiner Auseinandersetzung mit der Physiologie des Nervensystems und der Problematik nervöser Reaktionen auf Traumata richtete Rivers sein Augenmerk jedoch nicht in erster Linie auf diejenigen Aspekte von „Kriegsmüdigkeit" und Kriegsneurosen, die sich verallgemeinern ließen, sondern es ging ihm vor dem Hintergrund der praktischen Klinik vor allem um den individuellen Ausdruck des „Schocks".[72]

Eine zweite entscheidende Entwicklung ist in der Physiologie und Endokrinologie während und unmittelbar nach dem Ersten Weltkrieg zu verzeichnen. In den Arbeiten von Forschern wie Cannon, Starling, Bayliss und Dale findet sich eine Strömung des Denkens außerhalb der Neurologie, die deutliche Parallelen zu Goldsteins Theorie aufweisen. In Zusammenarbeit mit Bayliss demonstrierte Starling den Zusammenhang zwischen psychologischen Auswirkungen von Kriegserlebnissen und physiologischen Reaktionen auf traumatische Ereignisse oder Langzeitbelastungen, indem er den Nachweis erbrachte, dass in dem

[70] Goldstein, *The Organism*, S. 30.
[71] W. H. R. Rivers, „On the Repression of War Experience", in: *The Lancet* (February 1918), S. 513–533.
[72] Ebd., S. 525.

unter Belastung stehenden Körper Hormone ausgeschüttet und Körperflüssigkeiten verlagert werden. Wie später von Dale in seinen Arbeiten zur Histaminreaktion und zum anaphylaktischen Schock ausgeführt, stellt der Kampf des individuellen Organismus um seine Selbstregulierung eine innere Reaktion auf etwas Äußerliches dar, das die Grenze zwischen Innen zum Außen schwächt. Bei all diesen Denkern findet sich der Versuch, durch die physiologische und endokrinologische Forschung, die Singularität des Körpers und seine systemische Antwort auf Reize zu verstehen. Als zentrale Gestalt jedoch, als derjenige, dessen Anstrengungen auf dem Gebiet der Physiologie die größten Parallelen zu Goldsteins neurophysiologischen Ansätzen aufweisen, ist Walter B. Cannon zu nennen.

Cannon, ein amerikanischer Experimentalphysiologe, der von 1906 bis 1942 das Institut für Physiologie der Harvard University leitete, ist vor allem für seine Forschungen zu den körperlichen Auswirkungen von Emotionen, Wundschock und gastroenterologischen Funktionen bekannt.[73] Cannons Studien zum „Wundschock“ untersuchten, wie eine plötzliche und anhaltende Konfrontation mit starker Emotion (insbesondere Furcht) selbst in Fällen, bei denen dem Anschein nach keine körperliche Schädigung vorlag, zu Behinderungen und sogar plötzlichem Tod führte. In seiner Autobiografie *The Way of an Investigator* (1945) beschreibt er seine Theoretisierung eines neurophysiologischen Reaktionsmusters, das eine selbst-perpetu-

[73] Vgl. Walter B. Cannon, *The Wisdom of the Body*, New York: Norton 1963.

ierende und verschlimmernde systemische Störung generierte: „[...] die Hemmung der Verdauungstätigkeit durch emotionale Aufregung ist die Unterbrechung eines Prozesses, der in einer Situation, in der es um Leben und Tod geht, nicht von essentieller Bedeutung ist und Blut in Anspruch nimmt, das dringend an anderer Stelle benötigt wird."[74] In mehreren im Laufe der 1920er Jahre erschienenen Schriften behandelte Cannon sämtliche Körperfunktionen, die vom Nervensystem kontrolliert werden und es dem Menschen ermöglichen, anzugreifen oder (im Moment des Schocks und angesichts plötzlicher Angst) wegzulaufen oder sogar den lähmenden Wirkungen zu erliegen. Cannon erläuterte sowohl die physiologische Seite als auch die evolutionären Gründe für dieses auch heute noch als *fight-or-flight response* (Kampf-oder-Flucht-Reaktion) bezeichnete Phänomen. In seinem 1932 erschienenen Werk *The Wisdom of the Body* erweiterte Cannon seine Studien zu einer allgemeinen Theorie dessen, was er *Homöostase* nannte – nämlich, die Regulierung des Kräftegleichgewichts im Körper, die dessen Integrität garantiert, aber zugleich dasjenige System darstellt, das im Fall von Angriff oder Furcht am meisten gefährdet ist.

Mit ihren auf eine Rekonstitution des *Individuums* angelegten Forschungen sorgten diese Denker zwischen 1910 und 1940 für ein Wiederaufblühen der Disziplin der Physiologie, die zuvor stärker als jede andere Lebenswissenschaft durch den Erfolg der Evolutions-

[74] Walter B. Cannon, *The Way of an Investigator*, New York: Norton 1984, S. 38.

und der Molekularbiologie verdrängt worden war. Durch die Auseinandersetzung mit den besonderen Anforderungen, denen der Körper im Kriegseinsatz und der verletzte Körper in der Folgezeit ausgesetzt war, eröffnete sich nicht nur auf dem Gebiet der Neurologie, sondern auch in der experimentellen Physiologie und der Endokrinologie eine neue Perspektive auf den menschlichen Körper. Nach Auffassung dieser Mediziner bedeutete das Entstehen einer pathologischen Situation für den Organismus, sich einer potentiellen Katastrophe gegenüberzusehen. Um dies zu verstehen, war es notwendig, *in der Erklärung des Verhältnisses zwischen Teil und Ganzem zu einem Holismus* überzugehen. Denn allein dies machte es möglich, in Pathologie und Therapie der *individuellen* Reaktion auf Aggression Rechnung zu tragen. Eine verallgemeinerte Physiologie (mag auch Goldstein seine Arbeit nicht als eine solche bezeichnet haben) kann die Psychologie assimilieren. Goldsteins Beitrag zu dieser holistischen Wende ist ein entscheidendes Glied in dieser Entwicklungskette: eine neurologische Rekonstitution der Auffassung von Gesundheit und Individualität, die eine Revision und „Zurückgewinnung" des bedrohten Individuums für die Neurophysiologie ermöglicht.

4. Um nun die oben vorgenommene Einordnung von *Der Aufbau des Organismus* in die verschiedenen angesprochenen Zusammenhänge zusammenzufassen, ist es hilfreich, noch einmal zu Goldsteins Verwendung des Begriffs der *Angst* zurückzukehren, des vielleicht

eigenartigsten Begriffs in seinem Buch. In diesem Terminus verknüpfen sich Goldsteins Physiologie und Epistemologie: der Übergang vom Pathologischen zum Normalen, die Hervorhebung des Individuums und seines biologischen (also nicht bloß abstrakten) konservativen Strebens nach der Rückkehr zu Ganzheit und Ordnung, das Auslassen der Psychologie zugunsten der Physiologie, die Reorganisation und Individualisierung von Normativität und Normalität.

Herkömmlicherweise als ein Gegenstand der Psychologie verstanden, ist Angst hier mitnichten eine an eine abstrakte Haltung gebundene Reaktion, sondern vielmehr eine für *das Konkrete* exemplarische Reaktion, mit anderen Worten eine grundlegende physiologische, unreflektierte Reaktion. „Die katastrophalen Reaktionen erweisen sich [...] nicht nur als ‚unrichtig', sondern als ungeordnet, wechselnd, widerspruchsvoll, eingebettet in Erscheinungen körperlicher und seelischer Erschütterung. Der Kranke erlebt sich in diesen Situationen als unfrei, hin und her gerissen, schwankend, er erlebt eine Erschütterung der Welt um sich wie seiner eigenen Person. [...] Er ist mehr oder weniger unzugänglich und versagt auch bei Aufgaben, denen er unter anderen Umständen mühelos gerecht werden kann."[75]

Goldsteins erste Publikation zum Thema Angst stammt aus dem Jahr 1929 und erschien somit kurze Zeit nach Freuds *Hemmung, Symptom und Angst* (1926)

75 Goldstein, *Aufbau des Organismus*, S. 24, vgl. S. 189.

und Heideggers *Sein und Zeit* (1927).[76] Wie in *Der Aufbau des Organismus* geht Goldstein auch hier auf eine ganze Reihe von psychologischen Theorien ein, um sie entweder zu verwerfen oder ihnen eine neue Richtung zu geben, wie etwa im Falle der Ansätze Stanley Halls und William Sterns. Dem von Heidegger und Freud betonten Unterschied zwischen Furcht und Angst stimmt er jedoch ausdrücklich zu: Im Gegensatz zur Furcht, so alle drei Autoren, ist Angst etwas Allgemeineres und nicht auf ein Objekt Gerichtetes.[77]

In einer weiteren Manifestation seiner kritischen Aneignungspraxis kehrt Goldstein dann jedoch Heideggers Argument um, *Angst* könne mit subjektiver *Eigentlichkeit* identifiziert werden. Während „Angst zu ertragen [...] wahre[n] Mut" angesichts einer „Existenzbedrohung" anzeige,[78] weise die Angst selbst auf den Zusammenbruch der abstrakten Haltung. In einer bemerkenswerten Formulierung erklärt er dann, der Organismus in der katastrophalen Situation *„‚ist‘* Angst [...] *wenn die Verwirklichung der der Wesenheit eines Organismus entsprechenden Aufgaben unmöglich geworden ist"*.[79] Gleichwohl steht Angst auch für eine äußerste *„Gefährdung"*, für eine Situation, in der der Patient sich einer „Existenzbedrohung"[80] ausgesetzt sieht. Für die Hirngeschädigten, die *„der Situation der Angst*

[76] Goldstein, „Zum Problem der Angst", in: *Allgemeine ärztliche Zeitschrift für Psychotherapie und psychische Hygiene* 2 (1929), S. 409–437.

[77] Vgl. Goldstein, *The Organism*, S. 230 und Goldstein, *Aufbau des Organismus*, S. 188.

[78] Ebd., S. 197–198.

[79] Ebd., S. 190.

[80] Ebd., S. 190, S. 195.

so völlig hilflos gegenüberstehen, ihr völlig verfallen sind",[81] ist dies eine ständige Bedrohung, ein Fall, der jederzeit wiederkehren kann und bei dem die schlichte Unfähigkeit, einfache Aufgaben auszuführen, zum Verlust eines einheitlichen Erfahrungsbildes führt – dazu, dass der Patient eine Art Zusammenbruch *erfährt*, während er erfolglos versucht, eine elementare praktische oder pragmatische Einheit beizubehalten.

In all diesen Überlegungen und Auseinandersetzungen mit Patienten, die einen Verlust von Ordnung und Selbst erleiden, begegnen wir dem Epistemologen des Lebens, der Gesundheit und des Körpers, der die Kennzeichen einer neuen physiologischen und philosophischen Anthropologie, einer neuen Subjektivität vorstellt. Wie seine englischen und amerikanischen Zeitgenossen, die zur Entwicklung einer neuen Auffassung vom Individuum beitrugen – allen voran Cannon, der die Regulierung zur Grundlage einer neuen Subjekt-Konzeption machte –, zögert Goldstein nicht, sich dem von Angst und der sich in ihr ankündigenden katastrophalen Situation bedrohten Patienten ebenso zu widmen wie dem „ganzen", gesunden, zu freiem Handeln und dem vollen Erfassen seiner Möglichkeiten fähigen Individuum. Dabei revidiert Goldstein nicht nur Heideggers Interpretation der Angst als einer Chance auf Eigentlichkeit, und er verwirft nicht nur die bestehenden psychologischen Theorien, er versucht vielmehr auch, durch die Untersuchung der Angst die Bedingungen der Möglichkeit zur „Selbst-

[81] Ebd., S. 198.

verwirklichung" oder „Selbstaktualisierung" des Organismus zu verstehen – das heißt, die Bedingungen dessen, was er als das Vermögen des Individuums zum freien und schöpferischen Erfassen seiner Möglichkeiten beschreibt.[82] Goldsteins Untersuchungen extremster Formen pathologischer Erfahrung werden so zu einem Denken der Weise, wie die bedrohte Individualität – ob unter normalen oder pathologisch reduzierten Bedingungen – die Möglichkeit ihres eigenen Überlebens hervorbringt. Angst zu überwinden ist, so Goldstein, „eine charakteristische Eigentümlichkeit des Menschen",[83] doch in Angst zu leben, sie zu verkörpern, heißt, an eine pathologische Erfahrung gebunden zu sein, die das Fundament für jede Philosophie sein *muss*, welche sich mit dem einheitlichen Individuum und seiner bedrohten Seinsweise in der Moderne befasst.

[82] Vgl. ebd., S. 197.
[83] Ebd., S. 198.

3. EXPERIMENT UND THERAPIE

In den 1920er Jahren veröffentlichte Goldstein zahlreiche ausführliche Studien zu seiner klinischen Arbeit. In diesen Schriften dokumentierte er seine Beobachtungen bezüglich der Einschränkungen, denen Individuen krankheits- oder verletzungsbedingt unterworfen sind, sowie der Krisen, die bei dem betroffenen menschlichen Organismus durch die von der Umwelt gestellten Anforderungen ausgelöst werden. Hervorgegangen waren diese Beobachtungen aus Tests, die Goldstein mit seinen Patienten unter kontrollierten Bedingungen entweder im Krankenhaus oder während der Genesungsphase außerhalb der Klinik durchführte und die später die wichtigste Grundlage für die Abfassung von *Der Aufbau des Organismus* bildeten. Darüber hinaus fertigte Goldstein im Laufe seiner langjährigen Tätigkeit eine größere Anzahl von Forschungsfilmen an, mit denen er seine Untersuchungen von Personen mit Verletzungen oder Störungen des Gehirns zusätzlich dokumentierte. Die Filme, von denen leider nur noch wenige (die hauptsächlich aus Goldsteins Zeit in Amerika stammen) erhalten sind, geben Einblick in den Gebrauch systematischer experimenteller Methoden in Bezug auf ein einzelnes Subjekt: Jeder Filme ist eine Fallstudie, die zugleich die Prioritäten, die Goldstein in seinen Experimenten setzt, veranschaulicht und einen visuellen Eindruck von der klinischen Arbeit, die die in *Der Aufbau des Organismus* vertretenen Thesen stützt, vermittelt.

Goldsteins Experimente entsprechen der in der damaligen Psychologie üblichen Praxis; Gestaltpsychologen, Neurologen und Humanphysiologen bedienten sich ähnlicher Methoden zur Begutachtung kinetischer und neuro-motorischer Funktionen. Goldsteins spezieller Einsatz dieser Methoden zeichnete sich jedoch dadurch aus, dass es ihm weniger um eine *Verallgemeinerung* der experimentellen Ergebnisse ging als vielmehr darum, die funktionalen Fähigkeiten seiner einzelnen Patienten zu begutachten und dadurch zu einem besseren Verständnis der bei dem jeweiligen Individuum vorliegenden Einschränkung dieser Fähigkeiten zu gelangen. Das von Goldstein in seinen Filmen vorgelegte Material gibt Anlass, das grundsätzliche Spannungsverhältnis zwischen *Experiment* und *Therapie* in den Blick zu nehmen – und zwar nicht nur hinsichtlich Goldsteins Umgang mit Patienten als Testsubjekten, sondern auch bezüglich des Verhältnisses zwischen jenen Verallgemeinerungen, die aus neutraler wissenschaftlicher Forschung hervorgehen, und den auf Indizien beruhenden, aber wissenschaftlich nicht zulässigen Einsichten, die in der konkreten klinischen Behandlung gewonnen werden. Goldstein erkundet die Grenze zwischen der Außenwelt – in der Krisen entstehen, weil das einem Individuum Abverlangte, die zum „In-der-Welt-Leben" erforderlichen Anstrengungen und Handlungen, nicht von ihm erfüllt wird – einerseits und den funktionalen Vermögen, die sich unter kontrollierten Bedingungen begutachten lassen, andererseits. Goldstein erkennt und akzeptiert diese Schwelle, die bisweilen zu unterschiedlichen oder auch einander widersprechenden Schlussfolgerungen über die Umstände von Beeinträchtigung führen kann; und er unterminiert das durch Experimente gewonnene Wissen nicht, sondern hält Wissen und Therapie in einer produktiven Spannung.

Im Folgenden betrachten wir das Verhältnis von Experiment und Therapie in Goldsteins *Der Aufbau des Organismus* und verwandten Texten anhand von drei Forschungsfilmen, die Goldstein in den 1930er Jahren gedreht hat. Darin sieht man ihn bei der Arbeit mit Patienten, mit denen er diverse Tests durchführt, die den Verlust unterschiedlicher Leistungsvermögen in der Folge von Gehirnverletzungen demonstrieren. Die Filme decken zwei der drei Hauptgebiete von Goldsteins Forschung ab, nämlich motorisch-kinetische Störungen und Sinneswahrnehmungsstörungen; das in diesen Filmen nicht dokumentierte dritte Gebiet bilden die Sprachstörungen. Das erste dieser drei Gebiete wird in der Goldstein-Rezeption am wenigsten behandelt (oft entsteht sogar der Eindruck, Goldstein habe seine Organismus-Theorie aus seinen Studien zur Aphasie extrapoliert), obwohl es zusammen mit dem zweiten das experimentelle und theoretische Rückgrat von *Der Aufbaus des Organismus* bildet. In dem vorliegenden Kapitel geht es also um die Frage, in welcher Form Goldsteins experimentelle Forschungsarbeit in seinen Filmen und in *Der Aufbau des Organismus* in Erscheinung tritt und inwiefern sie mit seinen therapeutischen Anliegen verknüpft ist.

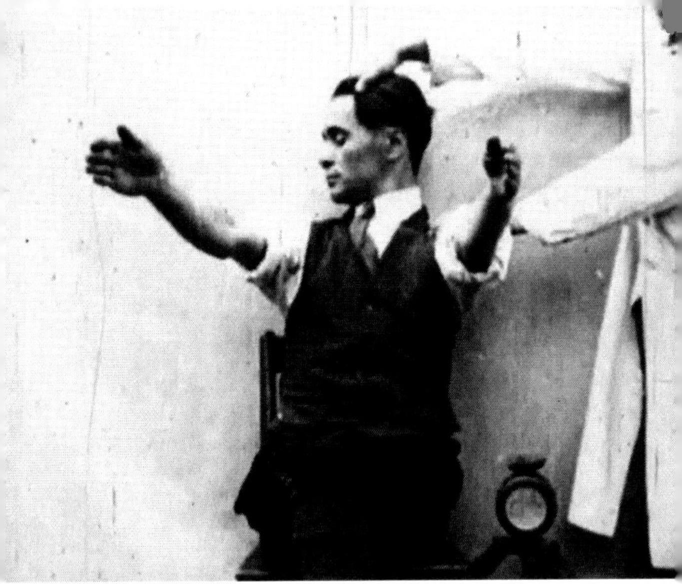

Abb. 2
Kurt Goldstein, Filmstill aus TONUS, 5 Minuten, s/w, 16mm-Film, 1939

TONUS (ca. 1930[1])

Ein schlanker Mann in einem Wollanzug sitzt vor einem aufgespannten weißen Tuch. Abwechselnd hebt er den rechten und den linken Arm, den Zeigefinger auf die Kamera gerichtet. Goldstein, im weißen Laborkittel, tritt ins Bild und hilft dem Patienten, seinen Arm so zu positionieren, dass er gerade nach vorne ausgestreckt ist; dann verlässt er

[1] Der Beschriftung der Filmdose zufolge stammt der Film aus dem Jahr 1939; es finden sich jedoch Fotografien und eine Erörterung dieses Falls sowie weiterer Fälle (oft mit identischem Versuchsaufbau) bereits zehn Jahre früher in dem Aufsatz „Zum Problem der Tendenz zum ausgezeichneten Verhalten", in: *Deutsche Zeitschrift für Nervenheilkunde* 109 (1929), S. 54.

das Bild wieder. Der Patient schließt die Augen und seine Arme beginnen, langsam von ihrer ursprünglichen Position aus nach außen zu wandern. Goldstein tritt wieder ins Bild und dreht den Kopf des Patienten zuerst nach rechts, dann nach links.

Mit jeder Drehung bewegt sich der ausgestreckte rechte Arm weiter nach rechts, dann bewegt sich der linke Arm weiter nach links außen, wenn auch weniger stark. Nun wird vor dem sitzenden Patienten ein kleiner Ständer so aufgestellt, dass sich vor ihm auf Brusthöhe eine waagerecht angebrachte Metallleiste befindet. Mit einem Stück Kreide markiert Goldstein einen Punkt auf der Leiste. Der Patient schließt die Augen und hebt mehrfach den Arm, um den Punkt zu berühren. Diese Handlung wiederholt er, und mit jedem neuen Ansetzen bewegt sich sein Finger beim Zeigen weiter und weiter von der ursprünglichen Stelle weg, wobei seine Arme wippen. Goldstein markiert die vom Patienten entlang der Achse der Metallleiste berührten Punkte. Als Nächstes erhält der Patient die Anweisung, mit der linken Hand den Handrücken seiner Rechten zu berühren, zuerst mit offenen Augen, dann mit geschlossenen, woraufhin der ausgestreckte Arm nach außen zu wandern beginnt. Ist der Patient zunächst noch in der Lage, die Berührungsbewegung zu wiederholen, verfehlt er schließlich doch die Oberseite der Hand, da sich der Arm zu weit von seiner ursprünglichen Position entfernt hat.

Es folgt eine neue Einstellung, in der der Patient und Goldstein an einem Tisch sitzen, der anscheinend in einem offenen Hof aufgestellt ist. Mit aufwärts gerichtetem Blick hält der Patient die Hand ausgestreckt vor sich, mit der Handfläche nach oben. Goldstein berührt bestimmte Punkte

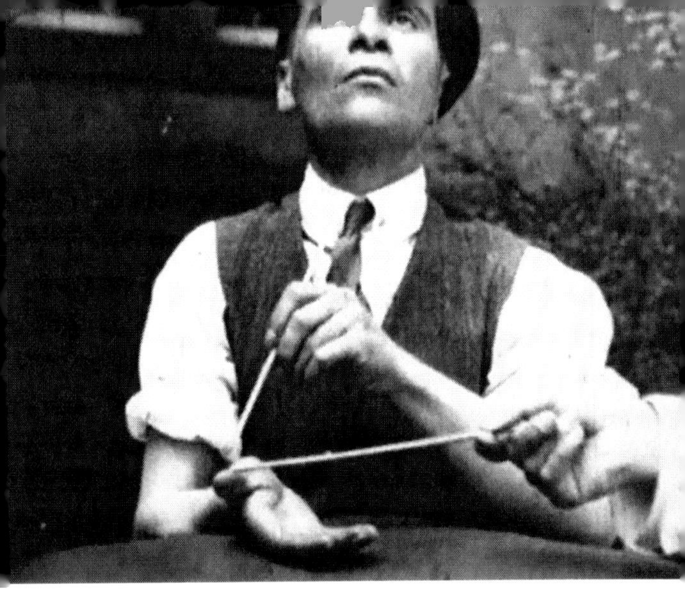

Abb. 3
Kurt Goldstein, Filmstill aus TONUS, 5 Minuten, s/w, 16mm-Film, 1939

der Handfläche des Patienten mit einer langen Stricknadel. Währenddessen versucht der Patient, Goldsteins Handlung zu wiederholen und den bezeichneten Punkt selbst mit einer Nadel zu berühren, die er in der anderen Hand hält. Dabei blickt der Patient hochkonzentriert nach oben, aus dem Bildfeld hinaus. Goldstein wiederholt die Übung mit dem Handrücken des Patienten.

Der Patient und Goldstein befinden sich wieder an dem ursprünglichen Schauplatz. Der Patient wird angewiesen, seine Arme in Position zu halten, doch sie beginnen, sich zu heben. Das Experiment wird wiederholt: Ein junger Assistent im Laborkittel steht hinter dem Patienten und spielt Geige, woraufhin die Arme des Patienten anfangen, in holp-

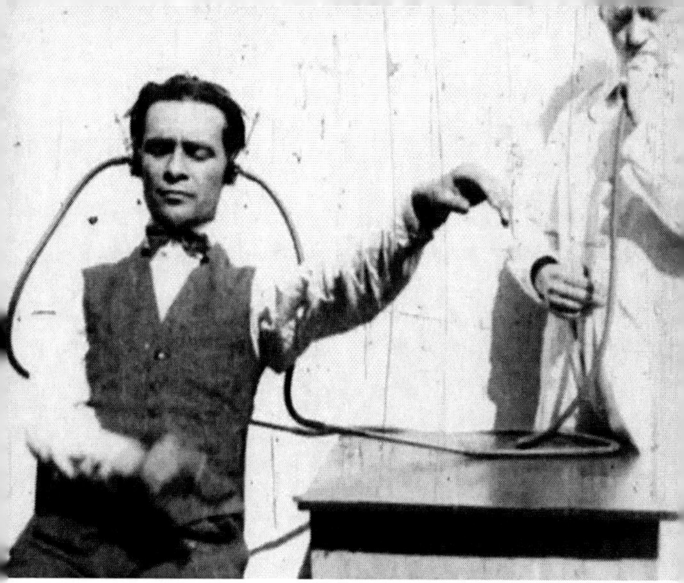

Abb. 4
Kurt Goldstein, Filmstill aus Tonus, 5 Minuten, s/w, 16mm-Film, 1939

rigem Rhythmus zu schwingen und zu wippen, wobei sie sich wiederum weit von ihrer ursprünglichen Position entfernen. Beim Erklingen der Musik lächelt der Patient. Als Nächstes wird ihm ein Gerät auf den Kopf gesetzt, dessen mit einem langen Schlauch verbundene Hörmuscheln die Ohren bedecken. Goldstein, der schräg hinter dem Patienten steht, bittet diesen, nach links zu zeigen, und bläst dann ein wenig Luft durch den Schlauch in die Ohren des Patienten.

Während sein Arm links seines Oberkörpers Bewegungen vollführt, lehnt sich der Patient wild nach links. Goldstein gibt eine weitere Anweisung und stimuliert gleichzeitig die rechte Seite des Patienten mit einem langen Zeigestock. Nach einem Schnitt sind die Augen des Patienten mit einer elektrisch verkabelten Maske bedeckt. Von Goldstein angewiesen, sich von links nach rechts zu bewegen, führt der Patient mit Armen und Oberkörper zuckende Bewegungen aus. Nach einem weiteren Schnitt ist zu sehen, wie Goldstein dem mit geschlossenen Augen dasitzenden Patienten über die eine Körperseite streicht, während der Patient den anderen Arm ausgestreckt hält. Der ausgestreckte Arm des Patienten fängt an, im Rhythmus der Stimulation am Oberkörper auf und ab zu wippen. Dem Patienten wird aufgetragen, einen Stab über sich in der Luft zu halten, dann wird die Bewegung wiederholt.

In TONUS ist zu sehen, wie Goldstein seinen Patienten zu Zeige- und anderen Bewegungen veranlasst.[2] Der Patient versucht nicht, die *gesamte* Raumsituation, in die er versetzt worden ist,[3] auszuloten, sondern er reagiert nur mit den ausdrücklich von ihm verlangten zu wiederholenden Bewegungen. Der Patient wird gebeten, einen Arm oder einen Finger nach einem bestimmten Muster zu bewegen, oder, ein anderes Mal, lediglich mit geschlossenen Augen ein Körperglied still zu halten. Durch Stimulation einzelner Körperteile – etwa mithilfe eines Zeigestocks oder mittels Geräuschen – geraten die Glieder des Patienten in mehr oder weniger unkoordinierte Bewegung, wodurch das Ausführen bestimmter Aufgaben unmög-

[2] Zum Zeigen und Vorbeizeigen vgl. Kurt Goldstein, „Über Zeigen und Greifen“, in: *Der Nervenarzt* 4 (1931), S. 453–466, und insbes. Goldstein, *Aufbau des Organismus*, S. 99, 135, 233–234 u. 273–274.

[3] Vgl. Goldstein, *Human Nature in Light of Psychopathology*, S. 170–172.

lich wird.[4] Der Patient verliert sein Raumempfinden und die Kontrolle über seine Bewegungen. Auf diese Weise kann Goldstein zeigen, dass eine Verletzung (die Hirnschädigung), auch wenn sie sich nur auf ein bestimmtes Hirnareal beschränkt, Auswirkungen auf das gesamte Vermögen des Patienten zum Ausführen von Aufgaben hat, im Fall der verschiedenen Tonus-Versuche sogar auf die Fähigkeit, einfach nur unbeweglich dazusitzen, ohne dem Zug nach einer Seite nachzugeben. Auch wenn sie für das alltägliche Lebens kaum direkt relevant erscheinen mögen, so betreffen die im Experiment gestellten Aufgaben (die Glieder auf eine bestimmte Weise zu bewegen; die Finger scheinbar zwecklos zu krümmen und zu strecken) durchaus Aspekte von Situationen, mit denen sich der Patient im Alltag konfrontiert sehen könnte. Die Aufgaben sind also nicht so künstlich, dass sie außerhalb des Experiments bedeutungslos würden, vielmehr werden sie im täglichen Leben ständig benötigt und oft rein gewohnheitsmäßig ausgeführt.[5] Sie stellen Chiffren dar, Elementarleistungen, die sowohl bestimmte Störungen in der Seinsweise des Patienten anzeigen als auch erkennbar machen, in welcher Art und Weise der Patient „Normalität“ erlebt und in ein „ausgezeichnetes Verhalten“ überträgt, ein Verhalten, das dem nicht-pathologischen Betrachter höchst problematisch erscheint.

[4] Siehe auch Goldstein, *The Organism*, S. 89 u. 128, sowie Goldstein, *Aufbau des Organismus*, S. 62–63 u. 99.
[5] Vgl. Gelb und Goldstein, „Über den Einfluss des vollständigen Verlustes des optischen Vorstellungsvermögens auf das taktile Erkennen“, in: dies. (Hg.), *Psychologische Analysen hirnpathologischer Fälle*, S. 157–250.

In mehreren zwischen 1924 und 1930 verfassten Aufsätzen, die später in *Der Aufbau des Organismus* eingeflossen sind, hat Goldstein die einzelnen im Film wiedergegebenen Versuche detailliert beschrieben. Sämtliche Versuche betreffen die tonische Muskulatur und sind darauf angelegt, die Tendenz des Organismus zu ergründen, Verletzungen zum Zweck der Optimierung zu kompensieren – wie schwierig oder unzulänglich diese Optimierung auch sein mag.[6] In ihrem Bemühen, zu einem Verständnis der dem organismischen Funktionieren zugrunde liegenden Systeme zu gelangen, unterscheidet sich Goldsteins „holistische" Methode von der jener Forscher, die im Kontext der Gestaltpsychologie arbeiteten und ihre Wahrnehmungs- und Erkenntnistheorien vor allem in Auseinandersetzung mit Figur-Grund-Beziehungen entwickelten.[7] Dem Anliegen folgend, auch den Patienten und die Umwelt in seine Theorie einzubeziehen, richtete sich Goldsteins Augenmerk nicht allein auf „Problemlösungsexperimente"; eine Theorie, in der Umwelt nur als ein bloßer

[6] Zusätzlich zu den bereits erwähnten Texten vgl. Kurt Goldstein, „Über den Einfluss der Motorik auf die Psyche", in: *Klinische Wochenschrift* 3 (1924), S. 1255–1260; Kurt Goldstein, „Über induzierte Tonus-Veränderungen beim Menschen. II. Über induzierte Tonus-Veränderungen beim Kranken", in: *Zeitschrift für die gesamte Neurologie und Psychiatrie* 89 (1924), S. 383–428; Kurt Goldstein und W. Riese, „Über induzierte Veränderungen des Tonus. V. Kritisches und Experimentelles zur Auffassung des Vorbeizeigens", in: *Monatsschrift für Ohrenheilkunde* 58 (1924), S. 931–940; Kurt Goldstein, „Zum Problem der Tendenz zum ausgezeichneten Verhalten", in: *Deutsche Zeitschrift für Nervenheilkunde* 109 (1929), S. 1–61. Vgl. außerdem Kurt Goldstein, „Über Zeigen und Greifen" und Kurt Goldstein, *Die Behandlung, Fürsorge und Begutachtung der Hirnverletzten*, Leipzig: Vogel 1919.

[7] Vgl. Wolfgang Köhler, *The Place of Value in a World of Facts*, New York: New American Library 1966; Kurt Koffka, *Principles of Gestalt Psychology*, New York: Harcourt, Brace & World 1935.

Hintergrund vorkommt, von dem der Organismus unabhängig ist, lehnte er ab. In TONUS liegt das Augenmerk nun auf der tonischen Muskulatur.

In jeder Sekunde unseres Lebens wird unser Muskeltonus reguliert; erfolgte diese ständige Anpassung nicht, könnten wir weder sitzen noch stehen noch gehen. Dabei vollziehen sich die Anpassungen unserer Muskelspannung ganz automatisch, ohne von uns bewusst wahrgenommen zu werden. Aus diesem Grund gibt es nach Kurt Koffkas Ansicht keine „Verhaltensumwelt" des Tonus. „Was auf die tonischen Reflexe zutrifft, gilt auch für die sogenannten phasischen Reflexe: Richte ich einen starken Lichtstrahl in die Augen einer Person, so ziehen sich die Pupillen zusammen; entferne ich das Licht, erweitern sie sich wieder."[8] Goldstein hingegen betrachtete eine Veränderung des Muskeltonus als eine Modifikation im Individuum, die die gesamte neuromotorische Ebene betrifft und die Umwelt *mit einschließt*. Diese Tonus-Veränderungen waren von grundlegender Bedeutung für die Fragestellung, was Modifikationen in einer *ungeordneten* Situation für *ein jeweiliges* Individuum, an das eine Forderung *der einen* oder *der anderen* Art gestellt wird, bedeuten.[9] Häufig deuteten Veränderungen des Muskeltonus in einem bestimmten Funktionsgebiet darauf hin, dass nach einer Verletzung eine systemische Veränderung in der gesamten Funktionsweise des Organismus vorlag. In *Der Aufbau des Orga-*

[8] Ebd., S. 50.
[9] Vgl. Goldstein, *Ausgewählte Schriften*, S. 5–14.

nismus befasst Goldstein sich ausführlich mit Kompensation und Optimierung hinsichtlich der organismischen Reaktionen auf neue Zusammenhänge und des durch sie zustande kommenden „ausgezeichneten Verhaltens“: „Die Anpassung an einen nicht gutzumachenden Defekt scheint *prinzipiell zwei entgegengesetzte Wege* gehen zu können. Der eine besteht darin, dass der Organismus sich auf den Defekt einstellt, ihm gewissermassen nachgibt, sich mit der etwas mangelhaften, aber immerhin leidlichen Leistung, die noch möglich ist, sowie gewissen Milieu-Änderungen, die dieser mangelhaften Leistung entsprechen, abfindet. Der andere, dass er sich dem Defekt gegenüberstellt, sich so umstellt, dass der Defekt in seiner Wirkung gewissermassen in Schach gehalten wird. [...] Bei Patienten mit einseitiger cerebellarer Läsion besteht oft ein ‚Tonuszug‘ nach der kranken Seite; alle an dieser Seite ansetzenden Reize werden mit einer abnormen Intensität, mit abnormer ‚Zuwendung zum Reiz‘ beantwortet. Das führt zum Abweichen beim Gehen, zur Fallneigung, zum Vorbeizeigen etc. nach der kranken Seite. Gewöhnlich weisen die Kranken gleichzeitig eine Haltungsanomalie auf im Sinne einer Neigung des Körpers, besonders des Kopfes. So lange der Patient sich in dieser abnormen Haltung befindet, fühlt er sich rel. am wohlsten, hat er weniger subjektive Gleichgewichtsstörungen, weniger Schwindel etc. Seine objektiven Leistungen, das Gehen, das Zeigen etc. sind besser, Abweichungen können ganz verschwinden. Sowohl die subjektiven wie die objektiven Störungen treten aber sofort wieder auf, sobald der Kranke die alte Normallage des Körpers wieder einnimmt. Offenbar ist die Haltungsanomalie die Voraussetzung für das Auftreten der besseren Leistungen, entspricht der *jetzigen ausgezeichneten Situation*."[10] Die Unterteilung in subjektive und objektive Störungen ist ein wichtiger Punkt: Ein „objektiv gesehen" abnormes Verhalten indiziert möglicherweise nicht nur das Vorliegen einer Pathologie in Form eines tiefen Unbehagens angesichts vermeintlich normaler Anforderungen, die aus der eingeschränkten, umgebildeten und unverkennbar ausgezeichneten Perspektive des Patienten keine Bedeutung mehr haben. Insbesondere zeigte Goldstein auf, welche Bedeutung die Kopfhaltung (und ihre Veränderung) für das Verständnis von Hirnverletzungen hat.[11] (Später sollte Goldsteins Untersuchung der Halsreflexe das Verdienst zugeschrieben werden, den „ersten Beleg für die Existenz eines umfassenden motorischen Zusammenhangs zwischen verschiedenen Körperteilen" geliefert zu haben.[12]) Im Alltag fanden Patienten häufig Wege zum Ausgleich von Funktionsverlusten oder -veränderungen, manchmal sogar ohne dass es auffiel. Allein im Fall von Krisen, die aus der Unfähigkeit entstanden, den Anforderungen des alltäglichen Lebens zu genügen, konnten daher die vorliegenden Verletzungen als pathologisch bezeichnet werden. Nur im Fall des *Verlusts* eines Vermögens, galt

[10] Goldstein, *Aufbau des Organismus*, S. 273–274.
[11] Vgl. ebd., S. 54; vgl. auch den von Goldstein ebd., S. 135–136, erörterten Fall.
[12] Lipman Halpern, „Studies on the Inductive Influence of Head Posture", in: Simmel (Hg.), *The Reach of the Mind*, S. 75; vgl. auch Raoul Mourgue, „La Conception de la neurologie dans l'œuvre de Kurt Goldstein", *L'Encéphale* 32:1 (Jan. 1937), S. 38–39.

die Veränderung des Muskeltonus als Pathologie. In seinen Experimenten zur tonischen Bewegung konnte Goldstein dagegen *unabhängig* von einem solchen Verlust Veränderungen des Vermögens, motorische Aufgaben auszuführen, demonstrieren. Dies gab einen Anhaltspunkt für Einschränkungen der Reichweite der Vermögen, aber auch dafür, wie die Umwelt von dem modifizierten Individuum erneut bearbeitet wurde. Das von Goldstein unter dem Begriff „Tonuszug" behandelte Phänomen steht nicht nur für einen augenscheinlichen Defekt, sondern verweist auch darauf, auf welche Weise das Individuum kompensiert und die Welt neu ordnet. Dies verdient betont zu werden. Denn Cassirer geht in seiner Zusammenfassung des in TONUS dargestellten klinischen Zusammenhangs nur auf negativ besetzte Momente der Störung ein und lässt das produktive Moment der vom Organismus geleisteten Kompensation außen vor.[13] Goldstein hingegen hebt hervor, dass dem Organismus eine grundlegende Tendenz zum „ausgezeichneten Verhalten" eignet, und definiert dieses „offenbar von der *Gesamteinstellung der ausführenden Person*"[14] bestimmte Verhalten wie folgt: „Wenn wir einen Organismus einmal in der üblichen Weise zergliedernd als zusammengesetzt aus Teilen, Gliedern, Organen, ein andermal in seinem ‚natürlichen' Verhalten betrachten, so stellen wir fest, dass keineswegs alle nach der ersteren

[13] Vgl. Cassirer, *Philosophie der symbolischen Formen*, Bd. 3, S. 280; Cassirer bezieht sich an dieser Stelle auf Gelb und Goldstein (Hg.), *Psychologische Analysen*, S. 206–210 u. S. 226–234.
[14] Goldstein, *Aufbau des Organismus*, S. 224.

Betrachtung möglichen Verhaltensweisen verwirklicht werden, sondern eine ganz bestimmte Zahl bevorzugt wird. Wir nennen diese die *ausgezeichneten Verhaltensweisen*."[15] Bei den in den Forschungsfilmen gezeigten Patienten, insbesondere in TONUS, ist das „ausgezeichnete Verhalten" in negativer Ausprägung zu sehen, in Form diverser Symptome, die dann auftreten, wenn die Patienten zur Ausführung „normaler" Handlungen aufgefordert werden: „unilaterales Ungleichgewicht", „spontanes Neigen" des Körpers, das passive Drehen des Kopfes, verstärktes Abweichen des Körpers und der Arme usw. Im Verbund betrachtet, zeigen diese Symptome einen gegen die Anforderungen scheinbar äußerst einfacher Aufgaben ankämpfenden Körper; zugleich indizieren sie ein „ausgezeichnetes" Verhalten, eine Art „subjektive" Normalität, die nicht zu dem passt, was man sich im Zusammenhang mit solchen Aufgaben unter einem „normalen" Verhalten vorstellen würde.

Zusätzlich zu den Greif- und Zeigetests, die die Beobachtung von Bewegung und neuromuskulären Reaktionen ermöglichten, bezog Goldstein Tests ein, bei denen mithilfe von einfachen Instrumenten wie Stimmgabeln, Geigen oder Schlüsselbunden der Gleichgewichtssinn und die sensorischen Reaktionen untersucht wurden. In TONUS bedient sich Goldstein außerdem kurzer Luftstöße durch einen Schlauch, um Druck zu erzeugen – ein während des Ersten Weltkriegs weitverbreiteter Test, um Verletzungen des

[15] Ebd., S. 220.

Innenohres zu erkennen, der zur Untersuchung von Fluid Percussion Verletzungen eingesetzt wurde. Derartige Funktionstests des Hör- und Luftleitungsvermögens dienten der Beurteilung von Gleichgewichtssinn und Schwindel.[16] Es gibt verschiedene Gründe für den Einsatz dieser Versuche, die auf die besonderen Interessen hindeuten, die Goldstein in seinen Experimenten verfolgte, und die physiologische und psychologische Relevanz seiner experimentellen Praxis belegen. So wurde beispielsweise eine ausbleibende Reaktion auf eine Stimulation des Ohrs (wenn also eine Schädigung die Weiterleitung von Empfindungen verhinderte) zumeist mit Läsionen der zerebralen Leitungsbahnen in Verbindung gebracht.[17] Viele der anderen Tests, die Goldstein in diesem und anderen Filmen durchführt, waren indes so angelegt, dass Gleichgewichtsstörungen und Schwindelsymptome nicht nur innerhalb des Spektrums von Hirnverletzungen, sondern in einem breiteren Rahmen untersucht wurden.[18]

Mit anderen Worten, Goldstein ging es um die Untersuchung eines ganzen Spektrums von Symptomen nicht trotz, sondern wegen der zwischen Schäden am Innenohr, Schwindelgefühlen, Gleichgewichtsstörungen und Hirnverletzungen bestehenden Ähnlichkeiten. In diesem Sinne schreibt er, „ein Grund für das Scheitern der Behandlung" habe im Übersehen der

[16] Isaac H. Jones und Lewis Fisher, *Equilibrium and Vertigo*, Philadelphia: Lippincott 1918, S. 218-221.
[17] Vgl. ebd., S. 227.
[18] Vgl. ebd., S. 225.

Tatsache gelegen, „dass ähnlich aussehende Symptome wesentlich verschiedenen Ursprungs sein können und dass man nur durch Erkenntnis [dieses Ursprungs] eine unangemessene Behandlung vermeiden und bessere Resultate erreichen kann".[19] Um den Verlust der abstrakten Haltung zu untersuchen und zu verstehen, war es erforderlich, Symptome gruppenweise zu testen und die Ursache eines Leistungsversagens zu ermitteln. Das Ziel dieser Tests war nicht, *allgemeine Tatsachen* zu etablieren, die sich in der Vielfalt der untersuchten Patienten exemplifizieren, sondern vielmehr Tatsachen über die Einheit des *singulären* Patienten, über seine Fähigkeiten und den Unterschied zwischen seinem „ausgezeichneten" und seinem „normalen" Verhalten.

Frau mit linkslateraler zerebraler Läsion
(ohne Jahr, ca. 1937)

Eine Frau steht mit geschlossenen Augen aufrecht, die Arme bewegen sich leicht und ihr Kopf bewegt sich mit sanftem Zucken von der einen Seite zur anderen. Angewiesen, mit dem Zeigefinger ihre Nasenspitze zu berühren, schwankt sie. Sie streckt ihre Arme aus, ihr gesamter Körper beginnt sich zu verbiegen und unruhig zu schwanken. Unter Schwierigkeiten berührt ihr Zeigefinger die Nasenspitze, und sie korrigiert die Bewegung in dem Moment, in dem der Kontakt hergestellt ist. Als Nächstes scheint sie, die Arme

[19] Kurt Goldstein, „Notes on the Development of My Concepts", 1959, in: *Selected Papers*, S. 1–12, hier S. 3; vgl. Kurt Goldstein, „Das Wesen der amnestischen Aphasie", *Schweizer Archiv für Neurologie und Psychiatrie* 15 (1924), S. 163–175, und *Deutsche Zeitschrift für Nervenheilkunde*, 83.4 (1925), S. 324–339.

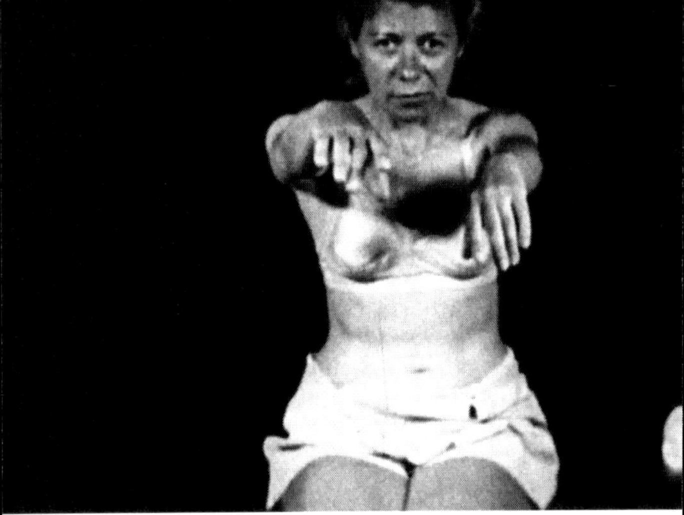

Abb. 5
Kurt Goldstein, Filmstill aus WOMAN WITH LEFT CEREBELLAR LESION, 3 Minuten, s/w, 16mm-Film, undatiert

ausgestreckt, mit den Fingerspitzen am Daumen etwas abzuzählen, zunächst an der einen Hand, dann an der anderen. Sie wird angewiesen, mit nach vorne gestreckten Armen zu winken. Aus dem Winken wird eine unkoordiniert-ausladende Bewegung. Den Blick auf etwas außerhalb des Bildausschnitts Liegendes gerichtet, lächelt und lacht sie angesichts ihrer Unfähigkeit zu winken.

Nun auf einem Stuhl sitzend, streckt die Patientin beide Arme nach vorne. Bei dem Versuch, sie an Ort und Stelle zu halten, sinkt ihr linker Arm abrupt nach unten, wobei sie unkontrolliert mit den Augen zwinkert und Gesicht und Arme zucken. Dann bewegen sich beide Zeigefinger nach oben. Sie schließt die Augen, ihre Arme bewegen sich weiter nach oben. Die Arme ausgestreckt, zittert sie.

Erneut ist eine andere Einstellung zu sehen: ein offener Hof, im Hintergrund ein hohes Gebäude. Die Patientin wird angewiesen, mit geöffneten Augen einige Schritte nach vorne in Richtung der Kamera zu machen. Ihre Haltung ist normal, wenn auch unsicher. Dann läuft sie mit geöffneten Augen rückwärts, zögernd, ihre Schultern leicht nach links geneigt. Als sie sich einem offenen Treppenabsatz nähert, eilt eine junge Forschungsassistentin in weißem Laborkittel ins Bild, um sie am Fallen zu hindern. Beide lachen und die Assistentin verschwindet schnell aus dem Bild. Die Patientin wird angewiesen, den gleichen Weg wie zuvor zu gehen, diesmal mit geschlossenen Augen. Sie bewegt sich langsam und schwankend, während sich ihr Körper nach links neigt. Auf dem Weg den Gehsteig entlang kommt sie einer Parkbank gefährlich nahe. Jemand ruft eine Warnung, die Patientin hält abrupt an. Goldstein, im Wollanzug ohne Laborkittel, kommt ins Bild, um die Patientin wieder in eine geeignete Startposition zu rücken. Er und die Patientin lächeln sich an, während er sie auf dem Weg neu ausrichtet. Die Patientin läuft mit geschlossenen Augen rückwärts; bei dem Versuch, den gleichen Weg zurückzugehen, schwankt sie stark vor und zurück. Die Assistentin steht nun auf dem Treppenabsatz, um einen Unfall zu verhindern. Noch einmal geht die Patientin vorwärts. Sie stolpert, erreicht aber die Bank und blickt aus dem Bild hinaus, auf Anweisung wartend.

Aus mehreren Gründen ist FRAU MIT LINKSLATERALER ZEREBRALER LÄSION ein außergewöhnlicher Film. Zum

Ersten hält der Film eine unverkennbare Intimität zwischen Patientin und Forschern fest, die sich im Genre des Forschungsfilms ansonsten fast nie findet. Man wird Zeuge, wie Patientin und Forscher einander anlächeln und gemeinsam lachen. Wir sehen, wie die Patientin sich an die außerhalb des Bildausschnitts Stehenden wendet und um Hilfe, Anweisungen oder Unterstützung bittet. Es gibt Momente, in denen unvorhergesehene Anforderungen der Umgebung sowohl die Patientin als auch diejenigen überraschen, die das Experiment aufzeichnen, etwa wenn die Patientin abrupt auf den offenen Treppenabsatz und die Parkbank zusteuert und die Forscher schnell eingreifen. In diesen Momenten zeigt sich, dass auch die Forscher nicht mit einem so umfassenden Verlust der räumlichen Orientierung bei der Patientin rechnen. Die Anforderungen der Umwelt lassen sich während des Experiments nicht vollständig vorhersehen, und man bekommt, wenn auch nur für diesen einen kurzen Augenblick, einen Eindruck davon, wie schwierig es ist, das Experiment in eine im Alltagsleben zu bewältigende Aufgabe zu übersetzen. Der Umstand, dass auf diese Weise nicht nur die Kontrolle des Testsubjekts, sondern auch die Kontrolle der Forscher durch die Umwelt eingeschränkt wird, verstärkt den Eindruck der Intimität: Dass die junge Assistentin auf dem offenen Treppenabsatz steht, gibt nicht etwa das Experimentelle und „Unnatürliche“ der Szene preis, sondern macht die gemeinsame, improvisierende Arbeit des Experimentierens sichtbar und damit den fließenden Übergang zwischen dem Durchführen des

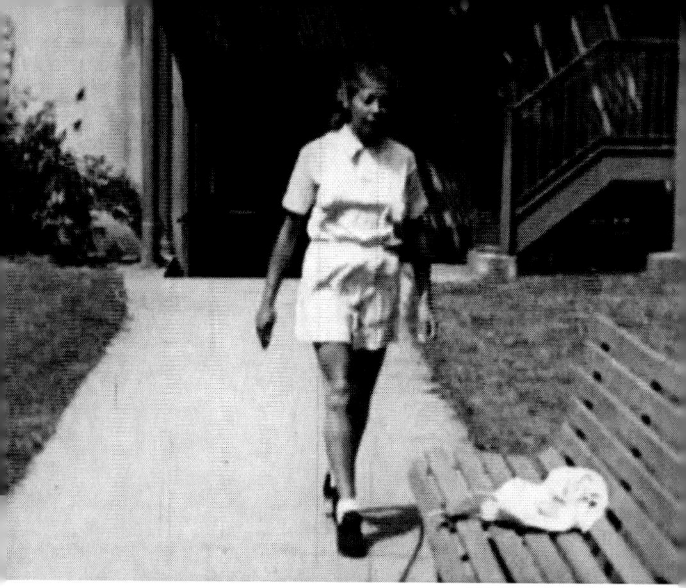

Abb. 6
Kurt Goldstein, Filmstill aus WOMAN WITH LEFT CEREBELLAR LESION,
3 Minuten, s/w, 16mm-Film, undatiert

Experiments und dem Bemühen, die Patientin vor der Gefahr, die die unkontrollierbare Umwelt für sie darstellt, zu bewahren.

Der zweite bemerkenswerte Punkt ist der Umstand, dass es sich bei der Versuchsperson um eine Frau handelt. Die überwältigende Mehrheit der Patienten, mit denen Goldstein arbeitete, waren Männer, die im Krieg Hirnschäden erlitten hatten. Obgleich sich das Geschlecht des Testsubjekts nicht auf das Forschungsanliegen des *Experiments* auswirkt, so hat es doch Konsequenzen für die *klinische* Perspektive und kann dazu führen, dass auch andere Aspekte jener „Intimität“

eine andere Form annehmen. Dies zeigt sich in den ebenfalls aufgezeichneten Pausen zwischen den verschiedenen Tests. Die Patientin ist in sitzender oder stehender Haltung zu sehen und wartet auf Anweisungen, sie zuckt und zittert. Sie erscheint zierlich und verletzlich, im Gegensatz zu anderen gefilmten Versuchspersonen, insbesondere zu dem Mann in TONUS, der ruhig ist, selbst bei großen Schwierigkeiten mit den verschiedenen Aufgaben lächelt und durchweg Haltung bewahrt. Andere Unterschiede zwischen den beiden Filmen sind ebenfalls erwähnenswert: Der Mann trägt einen Anzug, die Frau ist bis auf Büstenhalter und Unterrock entkleidet oder sie trägt Kleider, die ihr ein kindhaftes Aussehen verleihen. Warum sie nur Unterwäsche trägt, wird nicht erklärt; möglicherweise sollten auf diese Weise kleinere nervöse Auswirkungen ihrer Hirnverletzung (Zittern, Zucken, spontane An- und Entspannung ihrer Arm- und Beinmuskeln) in der Aufzeichnung besser erkennbar sein.

Abgesehen von diesen Punkten sind bei den beiden sehr verschiedenen Patienten bzw. Testsubjekten ähnliche Reaktionen auf die Versuche und die vergleichbaren Ausdrucksformen der jeweils hervorgerufenen Unordnung zu beobachten (Gleichgewichtsverlust, das Neigen und Schwanken, der Verlust der räumlichen Orientierung bei geschlossenen Augen etc.). Hier treffen wir auf das vielleicht schwierigste Element in Goldsteins Verständnis von Unordnung im Individuum – auf einen Sachverhalt, der für den Forscher derart selbstverständlich ist, dass Goldsteins anderweitig so nachdrückliche Betonung der Unterschiede zwischen Patienten ganz den Blick auf ihn zu verstellen droht: Die Auswirkungen von Hirnschäden kommen im Individuum auf singuläre Weise zum Ausdruck, was aber nicht bedeutet, dass das, was bei unterschiedlichen Subjekten als Ausdruck von Unordnung erscheint, sich vollkommen unähnlich wäre. Deshalb ist es so wichtig, Symptome zu Gruppen zusammenzufassen und bestimmte gestörte Leistungen zu ermitteln. Wie die Beinahe-Zusammenstöße mit dem Treppenabsatz und der Parkbank zeigen, hat die experimentelle Forschung notwendigerweise auch einer therapeutischen Intention zu folgen, *gerade weil* die Unordnung und ihr Ausdruck nur auf der Ebene unvorhergesehener Anforderungen, mit denen sich das Individuum in seiner normalen Lebenswelt auseinanderzusetzen hat, verstanden werden können. An diesem Punkt wird also deutlich, weshalb und inwiefern Experiment und Therapeutik für Goldstein eng miteinander verbunden sind.

Beide Filme zwingen einen geradezu dazu, sich mit dem in *Der Aufbau des Organismus* enthaltenen Material und dem Alltagsbezug der Erörterungen zu befassen. Die dort theoretisch behandelten Umstände von Krankheiten und Störungen erscheinen als Ausdruck eines ganz realen und sichtbaren Leidens von Individuen in ihrem Ringen um die Setzung neuer Normen. Im Rahmen des Experiments ist dieses Ringen eingeschränkt und somit „geschützt". Es geht weniger um die Frage, wie Funktionieren unter den Bedingungen des durch Hirnschädigung verursachten Verlusts von Fähigkeiten aussieht, als vielmehr um die Aufgabe, die neue Grammatik der Form, in der sich das Individuum auf diese Unordnung bezieht, besser zu verstehen – und zwar in einer Weise, die sowohl ihrem Ausdruck *experimentell* Rechnung trägt, als auch ihre Kraft berücksichtigt, die frühere Lebensweisen aufzulösen und so die Setzung neuer Normen vorzubereiten. Der experimentelle Rahmen ist nicht selbst ein eingeschränktes Milieu; er ist ein Raum, in dem Unordnung hergestellt und verwirklicht wird. Solange der Ausdruck von Unordnung im Individuum nicht die (diagnostische) Kategorie der Störung sprengt, sondern er es den Patienten ermöglicht, die Unordnung entsprechend ihrer individuellen Erfahrung für sich neu zu besetzen und auszugestalten, solange wird auch der experimentelle Rahmen nicht von der Außenwelt aufgehoben, sondern repräsentiert eine andere Konfiguration von Anforderungen und kann so den Patienten dabei helfen, die Antizipation von Anforderungen zu erlernen. Die im Experiment erzeugte Unordnung, auf die der Patient mit der Aktualisierung seiner Vermögen reagiert, soll dazu beitragen, die Veränderung seiner Vermögen zu erkennen und in einem für ihn neuen, durch Unordnung entstandenen „eingeengten" Milieu besser zu funktionieren.

DIEGELMAN (ca. 1945)

In DIEGELMAN, dem dritten Film, treffen wir auf einen Patienten, der verschiedene Tests zur tonischen Muskulatur absolviert. In der ersten Hälfte des Films ähneln die Tests denen der ersten beiden Filme. So wird beispielsweise die Aufgabe gestellt, mit geschlossenen

Augen still zu stehen, ohne die Arme zu bewegen oder auf etwas zu zeigen. In der im Folgenden besprochenen zweiten Hälfte des Films ist eine Reihe von Experimenten zu sehen, die in den anderen Filmen nicht vorkommen und in denen der Patient mithilfe eines Zeigestocks Formen und Muster nachzeichnen soll.

Bei dem Patienten handelt es sich um einen untersetzten Mann in Hemd und Hose mit Hosenträgern. Nach Absolvierung von Zeigetests sehen wir den einer großen Tafel zugewandten Patienten von hinten. Auf die Tafel ist eine perfekt ausgerichtete vertikale Linie gezeichnet. In der Mitte der Linie befindet sich ein kleines X. Der Patient hält einen langen Stab, an dessen Ende ein Stück Kreide befestigt ist, und versucht, das Muster nachzuzeichnen. Er zieht eine Linie, die sich zunächst in einem schrägen Winkel von der vertikalen Linie entfernt, sich ihr dann aber wieder annähert und sie schließlich an ihrem anderen Ende berührt. Das X ist in der Mitte der versetzten Zeichnung platziert. Als Nächstes wird der Patient mit einer vertikalen Linie konfrontiert, die von einer horizontalen Linie durchschnitten wird; am rechten Ende der horizontalen Achse befindet sich ein X. Das gleiche Muster wie im vorherigen Fall zeigend, zeichnet der Patient eine versetzte Linie. Nun wird der Patient angewiesen, die Form eines stehenden Rechtecks mit einem X in der Mitte nachzuzeichnen. Erneut legt er das frühere Muster an den Tag und zeichnet die Figur versetzt nach. Als Letztes werden dem Patienten vier nacheinander nachzuzeichnende Kreise vorgelegt. Der erste Kreis ist leer, in seiner Mitte ist ein X eingezeichnet; der zweite Kreis ist ebenfalls leer, aber nicht mit einem X versehen; der dritte

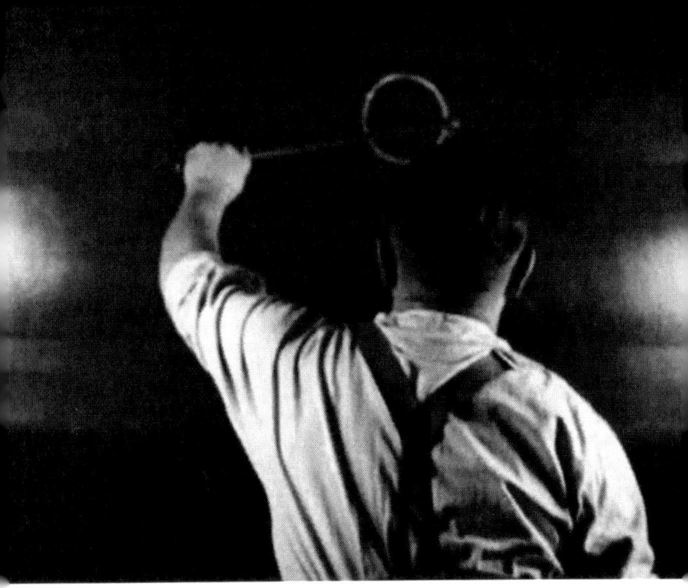

Abb. 7
Kurt Goldstein, Filmstill aus DIEGELMAN,
8 Minuten, s/w, 16mm-Film, 1945

Kreis ist ausgemalt und besitzt kein X; der vierte Kreis ist ausgemalt und neben ihm ist ein X gezeichnet. In jedem der vier Fälle zeichnet der Patient die Form des Kreises zwar nach, versetzt sie aber nach links. Im zweiten Fall fügt er ein im Original nicht vorhandenes X hinzu.

Von dem angegebenen Entstehungsdatum des Films sollte man sich nicht täuschen lassen. Cassirer bezieht sich in seinem 1929 erschienenen dritten Band der *Philosophie der symbolischen Formen* auf einen bereits 1923 erschienenen Aufsatz Goldsteins, in dem dieser Tests mit einem Patienten beschreibt, der Kreise nachzeichnen soll.[20] Ferner berichtet Cassirer im Zusammenhang mit einem Besuch am Frankfurter Neurologischen Institut von einem Patienten unter Goldsteins Obhut, der vor sich auf dem Tisch liegende Gegenstände nicht in einer bestimmten Weise zueinander zu positionieren vermochte.[21] Wie diese beiden hatten zahlreiche von Goldsteins Patienten die Fähigkeit zum Ermessen von Winkelgrößen, Zuordnungsverhältnissen und Positionsbestimmungen verloren. Nicht aber die spezifische Fähigkeit oder Unfähigkeit des Patienten, räumliche Formen nachzubilden, ist bei den betreffenden Versuchen das Entscheidende, sondern die Frage, *in welcher Weise* er seine Zeichnungen falsch ausrichtet, das *X* des Originals falsch erkennt oder Elemente nachbildet, die vielleicht Teil früherer Zeichnungen waren, in der aktuell zu betrachtenden aber fehlen. In DIEGELMAN widmet Goldstein sich also sowohl der Wahrnehmung als auch der kinästhetischen Bewegung.

In *Der Aufbau des Organismus* verknüpft Goldstein selbst diese scheinbar rein abstrakten Experimente direkt mit dem Problem des *ausgezeichneten Verhaltens* und fragt: „*Welcher Weg, welche Situation, welche Lage wird nun bevorzugt und warum gerade diese?*"[22] Die exemplarisch zu verstehende Antwort gibt Goldstein unter Bezugnahme auf das Zeichnen und Nachzeichnen von Kreisen: „Fordert man einen stehenden Menschen auf,

[20] Vgl. Kurt Goldstein, „Über die Abhängigkeit der Bewegungen von optischen Vorgängen. Bewegungsstörungen bei Seelenblinden", in: *Monatsschrift für Psychiatrie und Neurologie* 54 (1923), S. 141–194, hier S.147, vgl. Cassirer, *Philosophie der symbolischen Formen*, Bd. 3, S. 308.

[21] Vgl. Cassirer, *Philosophie der symbolischen Formen*, Bd. 3, S. 308.

[22] Goldstein, *Aufbau des Organismus*, S. 223.

einen Kreis zu beschreiben, so wird er gewöhnlich mit ausgestrecktem Zeigefinger des im Ellbogen halbgebeugten rechten Armes einen mittelgrossen Kreis in frontal-paralleler Lage ziehen. Größere Kreise, Kreise in anderer Lage oder etwa mit ausgestrecktem Arm ausgeführte erscheinen solchen Personen, die bei unbefangener Ausführung in der erwähnten Weise verfahren sind, unnatürlicher und unbequemer. [...] Eine genauere Analyse ergibt, dass die Art den Kreis zu beschreiben, durch die Gesamtsituation, in der sich die Versuchsperson befindet, eindeutig bestimmt wird, wobei unter Gesamtsituation der Moment der Einstellung der Versuchsperson zur Aufgabe mit einzubeziehen ist. Deshalb wird der Kreis auch nicht von allen Personen in gleicher Weise beschrieben, aber von jeder in einer bestimmten Situation in bestimmter Weise, die sie jedenfalls – ganz unwillkürlich – vor allen anderen Möglichkeiten bevorzugt."[23]

In DIEGELMAN folgt das Scheitern des Nachahmens nach wie vor den Mustern motorisch-kinetischer Reaktionen (ein Neigen oder Schwanken, dessen Richtung davon abhängt, auf welcher Seite sich die Hirnschädigung befindet), allerdings wird in diesem Fall das Muster der Störung auch verräumlicht – veräußerlicht – in den nicht wie vorgegeben ausgeführten Linien, Kreisen und Rechtecken. Das Interessante an dem Kontrast zwischen dem vorangehenden Zitat und DIEGELMAN ist, dass der Patient im Film gar keine Gelegenheit hat, seine „unwillkürliche Bevorzugung" einer bestimmten

[23] Ebd., S. 223–224; Goldstein, *The Organism*, S. 269.

Art von Zeichnung oder einer bestimmten Positionierung der Arbeitsebene zum Ausdruck zu bringen oder auch nur zur Kompensation seiner räumlichen Desorientierung seinen Körper irgendwo zu verankern; stattdessen ist der Patient gezwungen, sein gestörtes Verhältnis zur räumlichen Ebene in einem experimentellen Akt, ohne Möglichkeit zur Kompensation, vorzuführen. In DIEGELMAN wird durch die Versuchsanordnung und -durchführung das Verhältnis von Unordnung und ausgezeichnetem Verhalten verstärkt und somit umso deutlicher erkennbar.

Was also ist das spezifische Verhältnis von experimenteller Praxis und Therapeutik? Die *experimentelle Praxis* zwingt die Patienten in ein Milieu und konfrontiert sie mit unterschiedlichen Anforderungen, denen sie auf „sinnvolle" oder „normale" Weise nachzukommen nicht in der Lage sind. Im Experiment wird deutlich, dass und inwiefern der Verlust, von dem die Patienten hinsichtlich ihrer kategorialen/abstrakten Haltung betroffen sind, sich nicht nur als ein Abweichen von der zu erwartenden Norm bemerkbar macht, sondern sie zugleich aus ihrem ausgezeichneten Verhalten hinausdrängt:[24] Schaut man sich in den Filmen das Scheitern der Patienten an, ist auch zu erkennen, dass die Aufgaben für sie unnatürlich sind. In seiner Forschungsarbeit insgesamt wie in den Details der Versuche, die er mit seinen Patienten anstellt, kehrt Gold-

[24] Vgl. insbesondere die Erörterung des ausgezeichneten Verhaltens in Goldstein, *Aufbau des Organismus*, S. 227–228.

stein stets zu der Frage zurück, wie Patienten mit der Welt zurechtkommen; das Experimentieren ist für ihn „das *Mittel*, die Vermögen des Individuums zu entdecken".[25] Dabei handelt es sich nicht um ein abstraktes Anliegen: „Welt" bedeutet hier die Lebenswelt, in der der Patient funktionieren muss, und das darin zu führende Leben stellt oftmals nicht zu bewältigende Anforderungen. Der Patient, das Individuum, der Fall, die Demonstration der Theorie – all das bezieht sich auf einen individuellen Patienten an einem *bestimmten* Ort und zu einem *bestimmten* Zeitpunkt, unter den *spezifischen* Anforderungen einer Umwelt, dem Milieu, und mit Reaktionen, die zwar den Umfang einer Schädigung erkennbar machen, aber dennoch erzwungen und in dieser Hinsicht spezifisch sind.

Therapeutik erweist sich so als eine Kombination zweier Elemente: einerseits *Umschulen* im Sinne einer Hilfe, sich die von dem biologischen und sozialen Milieu erwarteten Verhaltensweisen neu anzueignen, und andererseits *Heilen* in dem äußerst spezifischen Sinn, Adaption im Sinne der Wiederherstellung von „Adäquatheit" zu ermöglichen – und zwar angesichts der individuellen Tendenz zum ausgezeichneten Verhalten sowie den zumeist unverhältnismäßigen Anforderungen der Umwelt und der Bedrohung durch katastrophale Situationen.

Daher wäre es nicht ausreichend zu sagen, die experimentelle Praxis bilde die Grundlage der Therapeutik, obwohl dies richtig ist. Vielmehr zwingt das Experi-

[25] Goldstein, *Human Nature in the Light of Psychopathology*, S. 120.

ment den Patienten in Situationen hinein, die für ihn zunächst unnatürlich sind, an die sich sein „ausgezeichnetes Verhalten" jedoch vielleicht jetzt oder später anzupassen vermag, so dass er sich sein Milieu wiederaneignet. Die Experimente sind darauf ausgerichtet, es dem Individuum zu ermöglichen, die Unordnung nach Maßgabe seiner individuellen Erfahrung für sich neu zu besetzen und zu gestalten. Was in den Filmen dem Laien als bloßes Versagen bei der Ausführung von Aufgaben erscheinen mag, ist für Goldstein Ausdruck der Spannung und des Wechselspiels zwischen Experiment und Therapie – eines Wechselspiels, das auf eine Entwicklung eines neuen Lebens und neuer Normen drängt, wie partiell, beschränkt oder verschwindend diese Entwicklung auch sein mag.

Genau dies ist Goldsteins Ideal einer Therapie: durch systematisches Experimentieren das geschrumpfte Milieu des Patienten, seine Konturen und Grenzen, aufzuzeigen und unter steter Berücksichtigung der Tatsache, dass Experimente nicht die Welt widerspiegeln, aber zu Reaktionen führen, die spezifisch genug sind, um berechenbar zu werden, gemeinsam mit seinen Patienten einen ersten Schritt hin zu einer Welt zu tun, in der neue Normen nicht warten, sondern errungen werden.

4. PHILOSOPHISCHE MODERNE

1958 veranstalteten die *New School for Social Research* und die *Association for the Advancement of Psychoanalysis* in New York eine Konferenz zur feierlichen Würdigung von Goldsteins 80. Geburtstag. Im Namen der Graduate Faculty der New School nannte der Philosoph Hans Jonas Goldstein einen „philosophischen Wissenschaftler", der die „Künstlichkeit" der Grenzen zwischen den Disziplinen aufgezeigt habe: „Gerade die Vertrautheit mit konkreten Problemstellungen führt in philosophische Dimensionen, genauso wie es schon ein philosophisches Bewusstsein war, das die Probleme überhaupt erst hat sichtbar werden lassen."[1] In einer im darauffolgenden Jahr erschienenen Festschrift zu Ehren Goldsteins misst der Theologe Paul Tillich dem Werk *Der Aufbau des Organismus* eine ähnlich große Bedeutung für die Religionspsychologie und -philosophie bei.[2] Mag sich auch „auf der ausgesprochen umfangreichen Liste seiner Veröffentlichungen kein Artikel finden, der sich direkt mit diesen Themen befasst", seien Goldsteins Arbeiten zur organismischen Grundlage der „menschlichen Natur" und seine „Lehre von der menschlichen Freiheit" speziell für eine Religionsphilosophie, die das moderne Leben und die moderne Wissenschaft berücksichtigt, von entscheidender Be-

[1] Hans Jonas, „Kurt Goldstein and Philosophy", in: *American Journal of Psychoanalysis* 19:2 (1959), S. 162.

[2] Vgl. Paul Tillich, „The Significance of Kurt Goldstein for Philosophy of Religion", in: *Journal of Individual Psychology* 15:1 (Mai 1959), S. 20–23.

deutung. Auch andere Zeitgenossen bezeugten den Stellenwert der *philosophischen* Ergebnisse von Goldsteins Arbeit: der Linguist Roman Jakobson,[3] die Philosophen Georges Canguilhem, Maurice Merleau-Ponty, Aron Gurwitsch und Erich Fromm, die Psychoanalytiker Harold Kelman und Abraham Kardiner,[4] die Psychologen Rollo May und Silvan Tompkins und sogar der Kunsthistoriker Meyer Schapiro – der nach eigenem Bekunden Goldstein den Hinweis auf Heideggers Aufsatz „Der Ursprung des Kunstwerkes" verdankte, den er in einem eigenen Essay zu van Gogh einer kritischen Betrachtung unterzog.[5]

Das vorliegende Kapitel widmet sich dem Status Goldsteins als eines Protagonisten, der sich sowohl selbst intensiv mit philosophischen Fragen befasste als auch einen nicht zu unterschätzenden Einfluss auf Vertreter der Philosophie hatte. Im Vordergrund steht weniger eine Fortführung der Erörterungen des ersten Kapitels – zu Goldsteins Inanspruchnahme bestehender philosophischer Positionen –, sondern vor allem die Frage, an welchen Punkten sich Goldsteins Denken mit dem der betreffenden Protagonisten berührt. Gewissermaßen spiralförmig von *Der Aufbau des Organismus* ausgehend, soll das Augenmerk auf drei Überschneidungen mit philosophischen Positionen liegen: den Ansätzen Ernst Cassirers, Maurice Merleau-Pontys

[3] Vgl. Roman Jakobson, „Linguistic Glosses on Goldstein's *Wortbegriff*", in: *Journal of Individual Psychology* 15:1 (Mai 1959), S. 62–66.
[4] Vgl. Harold Kelman, „Kurt Goldstein's Influence on Psychoanalytic Thought", in: *American Journal of Psychoanalysis* 19:2 (1959), S. 149–156.
[5] Vgl. die Beiträge in: Simmel (Hg.), *The Reach of the Mind.*

und Georges Canguilhems. Dabei geht es nicht etwa darum zu entscheiden, wer letztlich wen beeinflusst hat, sondern vielmehr darum, die Wirkung von Goldsteins Hauptwerk auf dem Gebiet der Philosophie und dessen speziellen Stellenwert in der philosophischen Forschung herauszuarbeiten. Dieses Ziel verfolgen wir aus zwei Gründen.

Erstens: Die Tatsache, dass *Der Aufbau des Organismus* der Philosophie einen zentralen Platz unter den verschiedensten wissenschaftlichen Disziplinen und Ansätzen einräumte, die Goldstein diskutierte, erlaubte es Philosophen, die sich um eine Auseinandersetzung mit den modernen Wissenschaften, insbesondere mit dem Nexus zwischen Neurologie, Psychologie und Biologie, bemühten, eine solche Auseinandersetzung unter Rückgriff auf eine Perspektive zu führen, die die Priorität der Philosophie bewahrte und ihnen so eine kritische Grundlage und einen Begriff des Individuums bereitstellte, den sie philosophisch wenden konnten. Dies ist insofern von besonderer Bedeutung, als viele der philosophischen Systeme der Zeit vor und unmittelbar nach dem Ersten Weltkrieg – speziell der französische und deutsche Neukantianismus – der Mathematik und der Physik den Vorrang gegenüber den Lebens- und Neurowissenschaften einräumten. In den etwa zur selben Zeit aufkommenden verschiedenen Ausprägungen der Lebensphilosophie (Dilthey, Klages, Driesch und bis zu einem gewissen Grad sogar Bergson) schienen zwar auf den ersten Blick die mit der Frage des Lebens verbundenen naturwissenschaftlichen Anliegen in philosophische überführt zu werden, doch allzu häufig ging dies mit einer Zurückweisung jeglicher systematisch kritischer Methoden einher und führte so oft zu einem Abgleiten in eine vitalistische und nicht selten unwissenschaftliche Romantik (was wiederum anderen Philosophen einen Grund gab, andere Wissenschaften zu bevorzugen).

Des Weiteren stand die Psychologie vor einem gleichermaßen institutionellen wie intellektuellen Problem. Spätestens um 1910 rieben sich Psychologen in Deutschland öffentlich an den institutionellen Beschränkungen von Seiten der philosophischen Fakultäten, unter deren jeweiligem Dach ihre Fachbereiche standen,[6] während die Philosophen ihr Verhältnis zur Psychologie als sehr problematisch oder auch, wie im Fall von Husserl und Jaspers, als sehr bedeutsam ansahen.[7] In den Augen zahlreicher Psychologen und Philosophen allerdings gehörte es zur Rolle der Philosophie, die Wissenschaften miteinander zu verbinden.[8] Mit *Der Aufbau des Organismus* lag den Vertretern der Philosophie ein Ansatz vor, der diesen verschiedenen Problemen gerecht werden konnte: Er erwies sich als produktiv aufgrund seiner dezidiert kritischen Herangehensweise,[9] seines fruchtbaren Gebrauchs

[6] Vgl. Mitchell G. Ash, „Wilhelm Wundt and Oswald Külpe“, in: Wolfgang Bringmann, Ryan Tweney (Hg.), *Wundt Studies*, Toronto: Hogrefe 1980, S. 396–421.

[7] Vgl. Edmund Husserls berühmte Bemerkungen zur Psychologie in *Philosophie als strenge Wissenschaft* (Frankfurt: Klostermann 1965) sowie Karl Jaspers frühe Schriften, einschließlich der *Psychologie der Weltanschauungen* (Berlin: Springer [6]1971).

[8] So etwa für Wilhelm Wundt, *System der Philosophie*, Bd. 1, Leipzig: Engelmann [3]1907, S. 2.

[9] Abgesehen davon, dass Goldstein sich auf Kant beruft, sagt er sogar selbst über sein Werk, er „habe von der wunderbarsten menschlichen Eigentüm-

von Philosophie und den anderen Wissenschaften und nicht zuletzt aufgrund seiner vielschichtigen Beschreibungen des Individuums, seiner Vermögen, Einheit und bedrohten Existenz. Indem Goldstein zwar den Organismus als ein mechanisches Gebilde fasste, aber zugleich darauf bestand, dass er nur durch eine Top-Down-Erklärung verstanden werden kann – vom Ganzen zu den Teilen, durch eine Untersuchung seiner Aktivitäten anstatt durch die Analyse seiner Bestandteile –, rechtfertigte seine Forschung einen philosophischen Ansatz, der eine synthetisierende Betrachtung des Körpers wählte, und schaffte so die notwendigen Bedingungen dafür, dass eine solche Philosophie von den Wissenschaften ernst genommen wurde. Indem er den Untersuchungsgegenstand der Psychopathologie als einen solchen fasste, der der Untersuchung des Gesunden und Normalen dienen konnte, machte Goldstein ihn für die Philosophie nutzbar und warf zugleich die Frage auf, wie die Philosophie den Organismus, sei er normal oder pathologisch, am besten beschreiben könnte.

Ein diesem Zusammenhang verwandter zweiter Grund, den *Aufbau des Organismus* im Zusammenhang philosophischer Probleme zu lesen, besteht darin, dass das Buch eine spezifische Art von *philosophischer Moderne* zu skizzieren suchte und auch in diesem Sinne rezipiert wurde. Auf diesen Punkt soll in der Schlussbetrachtung nochmals eingegangen werden.

lichkeit, dem Nein-sagen-können, reichlich Gebrauch gemacht“, Goldstein, *Aufbau des Organismus*, S. 345.

4.1. Philosoph werden

Goldsteins intensive Auseinandersetzung mit philosophischen Schriften ist im Vorangegangenen wiederholt angesprochen worden. Außer mit Kant, Cassirer und Husserl, die Goldstein selbst als die für ihn wichtigsten Einflüsse angibt,[10] hat er sich auch mit Wittgenstein und Bernhard Groethuysen befasst, wie entsprechende Aufzeichnungen aus seinem Nachlass belegen.[11] In *Der Aufbau des Organismus* behandelt und zitiert er zudem ein breites Spektrum nicht nur von zeitgenössischen Philosophen wie Heidegger oder Scheler, sondern auch von anderen wissenschaftlichen Größen, die für die Philosophie von Einfluss waren, von Freud bis hin zu Ludwig Klages. Die Wahl mancher Lektüren scheint durch bestimmte Forschungsthemen angeregt worden und dem Ansinnen gefolgt zu sein, die Beobachtungen und Probleme, die in den Studien seiner Patienten eine Rolle spielen, theoretisch zu unterfüttern – ein Vorgehen, das wir im zweiten Kapitel als eine Strategie der kritischen Aneignung bezeichnet haben.

Goldsteins strategische Auseinandersetzung mit philosophischen Fragen nimmt ihren Anfang in seinen Schriften zur Aphasie und verwandten Störungen, die in der Zeit zwischen Ende der 1910er und Mitte der 1930er Jahre in größerer Anzahl erschienen. In dem frühesten noch erhaltenen Brief an Goldstein erkun-

[10] Vgl. Goldstein, *Ausgewählte Schriften*, S. 11.
[11] Vgl. Kurt Goldstein Papers, Schachtel 14:3.

digt sich Ernst Cassirer im Januar 1925 nach dem Forschungsstand zur Aphasie, wobei er anmerkt, die von Goldsteins Schriften aufgeworfenen „ausserordentlich[en]“ Fragen „werden nicht zu lösen sein, wenn nicht [...] entweder die Mediziner sich entscheiden, Philosophen zu werden oder die Philosophen Mediziner werden. Was nun die erste Bedingung betrifft, so tröstet es mich, daß Du dazu augenscheinlich auf dem besten Wege bist [...].“[12]

Damit ist auch der Beginn von Cassirers Interesse an Goldsteins Arbeit markiert, deren Bedeutung für Cassirer spätestens mit dem vielfachen Rückgriff auf die Forschungen seines Cousins im dritten Band der *Philosophie der symbolischen Formen* augenscheinlich wird. Cassirers oben zitierte Aussage bezog sich weder darauf, dass Goldstein sich etwa einem neuen Arbeitsgebiet zugewandt hätte, um sich auf diese Weise an institutionelle Belange innerhalb der Philosophie anzupassen, noch wollte Cassirer Goldsteins Auseinandersetzung mit der Philosophie Beliebigkeit unterstellen; vielmehr ging er in der Folgezeit immer wieder ausführlich auf sie ein und schrieb ihr gleichermaßen Kompetenz und philosophisches Gewicht zu. Aus diesem Grunde – aber auch um die bedeutsamen philosophischen Unterschiede zwischen Cassirers Rezeption von Goldsteins Frühschriften einerseits und Gurwitschs, Merleau-Pontys und Canguilhems Rezeption von *Der Aufbau des Organismus* andererseits herauszuarbeiten – erscheint ein genauerer Blick auf Cassirers

[12] Ernst Cassirer an Kurt Goldstein, 25.1.1925, Cassirer, *Briefwechsel*, S. 72.

Ansatz sinnvoll. Denn nicht zuletzt angesichts des in *Der Aufbau des Organismus* zum Tragen kommenden Richtungswandels – nicht mehr Sprache und Bewusstsein werden Vorrang eingeräumt, sondern eben dem Organismus – steht Goldsteins Schrift in einem gewissen Widerstreit mit der *Philosophie der symbolischen Formen*.

4.2. Cassirer und die „symbolische Prägnanz"

Nachdem Cassirer brieflich seiner Zuversicht Ausdruck verliehen hatte, Goldstein sei „auf dem beste Wege", besuchte er Goldstein und Gelb im Frankfurter Neurologischen Institut,[13] wo er sich ausführlich mit den beiden Ärzten sowie mit mehreren ihrer Patienten und insbesondere mit Schneider unterhielt, bei dem ihn „die Klarheit und Schärfe seines Denkens, die Bündigkeit und die formale Richtigkeit seiner Schlußfolgerungen" beeindruckte.[14] Dieses Treffen sollte für den 1929 erscheinenden und *Die Phänomenologie der Erkenntnis* betitelten dritten Band der *Philosophie der symbolischen Formen* von grundlegender Bedeutung sein. Die ihm von Goldstein zur Verfügung gestellten pathologischen Befunde und Auswertungen (aber auch die Arbeiten anderer Forscher, vor allem Heads, Liepmanns und von Woerkoms) nutzte Cassirer in Zusammenhang mit seiner Untersuchung der Frage,

13 Vgl. Cassirer an Goldstein, 24.3.1925, in: Cassirer, *Briefwechsel*, S. 79–82.
14 Cassirer, *Philosophie der symbolischen Formen*, Bd. 3, S. 276; Cassirer behandelt diesen Fall auch auf den S. 273–274, S. 292–293, S. 307–13.

wie eine kohärente Erfahrung von Raum und Wirklichkeit zustande kommt.[15] Goldsteins frühe Arbeiten zu „Seelenblindheit“, Raum und Sprache sowie seine Darlegung des kategorialen beziehungsweise abstrakten Verhaltens boten sich Cassirer als hilfreiches Material dar, um zu einer philosophische Synthese der konkreten Erfahrung von Einheit zu gelangen.

Cassirer bindet Goldsteins Arbeiten zu Aphasie und Hirnverletzungen sowohl in die Gesamtzielsetzung der *Philosophie der symbolischen Formen* als auch in seine spezifische Beschreibung des Verhältnisses von Bewusstsein und Welt ein. Das übergeordnete Anliegen von Cassirers dreibändigem Werk bestand darin, den Stellenwert der theoretischen Erkenntnis in der menschlichen Erfahrung zu klären. Anschließend an die ersten beiden Teile, die der Sprache und dem mythischen Denken gewidmeten waren, stellte Cassirer nun im dritten Band seine früheren epistemologischen Arbeiten, die sich dem *Begriff der Erkenntnis* streng wissenschaftlich genähert hatten, in einen neuen Rahmen. Dieser Rahmen war bestimmt durch folgende Frage: Was kann uns die Wissenschaft darüber sagen, wie wir die Welt erfahren und was wir von ihr wissen? Welche Erkenntnis bietet uns die wissenschaftliche

[15] Wie Peter E. Gordon anmerkt, spielte die Auseinandersetzung mit der Aphasie auch eine zentrale Rolle in Cassirers Kritik an Heidegger nach der berühmten Davoser Disputation. Vgl. Peter E. Gordon, *Continental Divide*, Cambridge: Harvard University Press 2010, S. 254–256.

Forschung in Bezug darauf, wie der Mensch seine Erfahrung bildet und formuliert?[16]

Eine zentrale Rolle spielt Goldsteins Arbeit in dem Kapitel „Zur Pathologie des Symbolbewußtseins", in dem Cassirer der Transformation bewusster Erfahrung unter hirnpathologischem Vorzeichen nachgeht. In dem vorausgehenden Abschnitt hatte Cassirer in dem Zusammenspiel von Bewusstsein und Welt eine Struktur am Werk gesehen, nach der Erfahrung ihre Einheit einem Gliederungsprozess verdankt, durch den das vom Bewusstsein Wahrgenommene aufgrund ebendieses Zusammenspiels „symbolische Prägnanz" erlangt. Cassirer definiert diese als „die Art [...], in der ein Wahrnehmungserlebnis, als ‚sinnliches' Erlebnis, zugleich einen bestimmten nicht-anschaulichen ‚Sinn' in sich faßt und ihn zur unmittelbaren konkreten Darstellung bringt. Hier handelt es sich nicht um bloß ‚perzeptive' Gegebenheiten, denen später irgendwelche ‚apperzeptive' Akte aufgepfropft wären, durch die sie gedeutet, beurteilt und umgebildet würden. Vielmehr ist es die Wahrnehmung selbst, die kraft ihrer eigenen immanenten Gliederung eine Art von geistiger ‚Artikulation' gewinnt – die, als in sich gefügte, auch einer bestimmten Sinnfügung angehört. In ihrer vollen Aktualität, in ihrer Ganzheit und Lebendigkeit, ist sie zugleich ein Leben ‚im' Sinn. [...] Diese ideelle Verwobenheit, diese Bezogenheit des einzelnen, hier und jetzt gegebenen Wahrnehmungsphänomens auf ein charakteristisches Sinn-Ganzes, soll der Ausdruck der

[16] Vgl. Cassirer, *Philosophie der symbolischen Formen*, Bd. 3, S. VII–VIII.

‚Prägnanz' bezeichnen."[17] Mit dieser Definition sucht Cassirer insbesondere jene Problemstellung zu lösen, die sich daraus ergibt, dass Rationalismus wie Empirismus daran scheitern, das „objektive Bewusstsein" und die Rolle von Repräsentationen in Wahrnehmen und Denken zu klären. Wie ein Phänomen zum Inhalt des Bewusstseins wird – „zum Bewußtsein [spricht], etwas für dasselbe [besagt]"[18] –, ist eine Frage, die die Psychologie (speziell in ihrer „sensationalistischen" Spielart im 18. Jahrhundert und ihrer „assoziationistischen" im 19. Jahrhundert) und die Philosophie gleichermaßen umtrieb.[19] Obwohl Cassirer selbst sich auf Kant stützt, merkt er ausdrücklich an, dass dessen kritische Alternative zu psychologistischen Erklärungsansätzen noch immer auf Begriffen beruhe, die von diesen abgeleitet seien, so dass „sich [...] die Kantische Deduktion *methodisch* noch immer in der gleichen Ebene wie die sensualistischen Erklärungsversuche bewege [...]."[20] Auch Husserl, den Cassirer dafür lobt, dass er in der Frage des Unterschieds zwischen der substantiellen Existenz von Objekten und ihrem Status auf der „intentionalen" Ebene der Repräsentation „völlige Klarheit" erlangt hat,[21] gelingt es Cassirer zufolge letztlich nicht, das Verhältnis von Form und Materie in der intentionalen Repräsentation zu erklären. In der Konsequenz verfehlt Husserl die Struktur von Bedeutung – die Weise,

[17] Ebd., S. 231.
[18] Ebd., S. 218.
[19] Zum Sensualismus vgl. ebd., S. 218–220, S. 248; zum Assoziationismus vgl. ebd., S. 270–271, S. 310.
[20] Ebd., S. 220–222.
[21] Ebd., S. 224–225.

wie das Bewusstsein mit der Bedeutung arbeitet, die es konstituiert, die ihm aber zugleich nicht einfach inhärent ist.

Die Rede von „symbolischer Prägnanz“ spielt eine zentrale Rolle im darauffolgenden Kapitel, in dem Cassirer pathologische Fälle als das Unvermögen beschreibt, dem Verhältnis zwischen Bewusstsein und Welt Einheit zu verleihen. Im Zusammenhang seiner Diskussion von Goldstein und anderen Aphasiologen wiederholt Cassirer die philosophische Kritik an Kant und Husserl und betont den Vorrang der symbolischen Prägnanz sowohl vor dem Gegenstand als auch vor dessen Repräsentation im Bewusstsein – dem bloßen Gegebenen und seiner Synthese. Der entscheidende Punkt sei, dass die „so festgefügte Einheit“, die sich der symbolischen Prägnanz verdankt, in pathologischen Fällen – insbesondere im Fall von „Seelenblindheit“ – „sich zu lockern oder daß sie ganz zu zerbrechen droht“.[22] Bei Patienten wie Schneider scheitert die Wahrnehmung daran, signifikante Einheit herzustellen, so dass das räumliche Vorstellen kollabiert. An dieser Stelle zitiert Cassirer Goldstein: „[D]ie verschiedenen Flecke [wahrgenommene Reize] zusammen erweckten einen wirrnisartigen Eindruck, nicht aber, wie beim Normalen, den eines spezifisch charakterisierten, festgestalteten Ganzen.“[23] Während die perzeptiven Daten normalerweise durch Bedeu-

[22] Ebd., S. 272–279.

[23] Ebd., S. 275, zitiert nach Gelb und Goldstein, „Zur Psychologie des optischen Wahrnehmungs- und Erkennungsvorganges“, in: dies. (Hg.), *Psychologische Analysen hirnpathologischer Fälle*, S. 129.

tung verbunden und zusammengehalten werden, sieht sich das pathologische Bewusstsein mit einer Welt konfrontiert, die es nicht auf eine Einheit zu bringen vermag.

Cassirer entwickelt so aus der Pathologie – das heißt, im Übergang vom Pathologischen zum Normalen[24] – ein Argument für seine These, dass die Einheit von Bedeutung durch das Subjekt konstruiert wird. Was die verschiedenen Sinneseindrücke und -reize zu einer Einheit verbindet, ist weder eine Assoziation noch ein Syllogismus im engeren Sinn, sondern vielmehr ein unmittelbarer Vorgang, der ausgehend von der partiellen Erkenntnis des Gegenstands die Erfahrung von Einheit extrapoliert und diese so mit Bedeutung anreichert. Cassirer schreibt: „Die prägnante Wahrnehmung ‚hat' den Gegenstand, derart, daß er ihr in einer seiner Erscheinungsweisen leibhaft gegenwärtig ist; das Wissen schließt von einem bestimmten Kennzeichen ‚auf' den Gegenstand."[25] Gleichwohl liege bei dieser symbolischen Wahrnehmung eine „Einheit des Blickes" vor. Vor diesem Hintergrund übernimmt Cassirer im nächsten Schritt Gelbs und Goldsteins Verständnis des Unterschieds zwischen der bloß konkreten Erfahrung und der abstrakten oder kategorialen Haltung, die eine solche symbolische Synthese leisten kann.[26]

Wieso nun messen wir dieser Inanspruchnahme von Goldsteins früheren Arbeiten eine solche Trag-

[24] Vgl. Cassirer, *Philosophie der symbolischen Formen*, Bd. 3, S. 266.
[25] Ebd., S. 277.
[26] Vgl. ebd., S. 261, Anm. 184; S. 284–285.

weite bei? Für Cassirer liegt die Bedeutung dieser Arbeiten in der Trennung von „bloß vitalen“ und „geistigen“ Funktionen. Denn dies bestätigt den Vorrang symbolischer Formen im geistigen Leben und Erfahren. Zudem behauptet Cassirer genau wie Goldstein (wessen Idee dies ursprünglich war, ist nicht auszumachen), dass menschliche Freiheit genau in jener kategorialen Haltung bestehe: in der symbolischen – und somit auch kulturellen – Organisation der wahrgenommenen Welt. Die Verflechtung von symbolischen Formen und in der Welt erfahrenen Daten ermöglicht es einem freien (gesunden) Individuum, mit der Welt umzugehen und sie zu beherrschen, über die bloß vitalen Funktionen hinauszugehen: „Alle Erkenntnis der Welt und alles im engeren Sinne ‚geistige‘ Wirken auf die Welt erfordert, daß das Ich die Welt von sich abrückt, daß es, im Betrachten wie im Tun, eine bestimmte ‚Distanz‘ zu ihr gewinnt. Das tierische Verhalten kennt diese Distanz noch nicht [...] Die Gewinnung der ‚Welt als Vorstellung‘ ist vielmehr erst das Ziel und der Ertrag der symbolischen Formen – das Resultat der Sprache, des Mythos, der Religion, der Kunst und der theoretischen Erkenntnis.“[27]

Cassirer beschließt seine Erörterung der Aphasie mit einem langen Abschnitt zum Problem des einzelnen Menschen im Verhältnis zu seinem Milieu, wobei er (im Ausdruck dem *Aufbau des Organismus* erstaunlich ähnlich) betont, dass das normale, gesunde Individuum nicht an sein Milieu gebunden ist, sondern

[27] Ebd., S. 320.

ganz im Gegenteil in diesem kreativ und frei und zur Distanzierung von diesem fähig ist. Im Gegensatz dazu seien Aphasiker, so Cassirer, wie Tiere: „[W]enn man, statt sie am Maßstab des ‚gesunden' Verhaltens zu messen, für sie vielmehr eine Norm wählt, die einer relativ einfacheren biologischen Schicht entnommen ist [...] so bieten die ‚Handlungsbilder' des Tieres hierfür oft schlagende Analogien."[28] Als Beispiel für eine solche einfachere Schicht wählt Cassirer Insekten: Spinnen und Sandwespen. Offensichtlich glaubte er Goldstein in diesem Punkt auf seiner Seite zu haben, stellt er doch seinem Argument die Anmerkung voran, „Gelb und Goldstein haben das Verhalten der Kranken [...] als das ‚primitivere' und ‚lebensnähere' bezeichnet."[29]

An dieser Stelle gilt es jedoch zu betonen, dass sich Goldstein in *Der Aufbau des Organismus* in zweifacher Hinsicht von einem solchen Bild distanziert – ein Umstand, der für die weitere philosophische Rezeption seines Werkes von entscheidender Bedeutung sein sollte. Erstens ist festzuhalten, dass Goldstein zwar behauptet, die abstrakte Haltung sei der Ort des Bewusstseins, zugleich jedoch das methodische Primat von Bewusstseinsvorgängen zurückweist und stattdessen den Organismus selbst ins Zentrum rückt und als diejenige Einheit begreift, die dem Bewusstsein und seinen Operationen zugrunde liegt. In anderen Worten: Während die abstrakte Haltung auch bei Goldstein als fundamentale Voraussetzung symbolischer

[28] Ebd.
[29] Ebd., S. 319.

Synthese und geistiger Erfahrung auftritt, wird sie, wie wir im zweiten Kapitel gesehen haben, zugleich im Organismus gegründet.

Zweitens ist zu bemerken, dass Goldstein zwar auch eine wesentliche Parallele zwischen Kindern, pathologischen Organismen und „Primitiven" behauptet, jedoch nicht Cassirers Analogie zwischen Aphasikern und Tieren teilt. Diesen Punkt werden wir im Zusammenhang mit Canguilhem noch genauer betrachten. Es sei aber schon jetzt betont, dass Goldstein Cassirers bedenkliche These vehement zurückweist, dass die Nichtübereinstimmung mit einer objektiven Norm der Gesundheit letztlich einer vollständigen Normlosigkeit gleichkommt. Nach Goldstein gibt es keine Norm, weder eine wesentliche noch eine statistische, die auf Patienten *angewendet* werden kann; Priorität hat die *Individualität* des Patienten: „Der Organismus, der die ihm wesenhaft zugehörigen Eigentümlichkeiten verwirklicht, oder der, was ja dasselbe besagt, in seinem ihm zugehörigen Milieu den daraus erwachsenden Aufgaben gerecht wird, ist ‚*normal*'. [...] Was wir brauchen, ist aber nicht nur ein allgemeingültiger Normbegriff, ein nicht ‚subjektiver', sondern auch ein solcher, von dem aus die konkreten Tatsachen wirklich sachlich erfasst werden können."[30]

Genau an dieser Stelle kommen die Begriffe des ausgezeichneten Verhaltens, der Optimierung und der Selbstverwirklichung zum Einsatz. Während er an der These festhält, dass Freiheit darin besteht, seinem Mi-

[30] Goldstein, *Aufbau des Organismus*, S. 265.

lieu nicht unterworfen zu sein, gibt Goldstein diesem Gedanken eine neue Wendung, indem er ihn in Begriffen der „Selbstverwirklichung" des Organismus (nicht des Geistes) fasst. In der Konsequenz wird der „Trieb" zur „Selbstverwirklichung" zum entscheidenden Faktor für die Frage, ob sich das Subjekt den im Milieu gegebenen Normen unterwirft oder diese verändert. Genau dieser Übergang von einer Bewusstseinstheorie zu einer Theorie, die das Bewusstsein im Organismus *als Ganzem* verortet, sollte zur *philosophischen Grundlage* einer neuen Theorie der Sprache, der Aphasie und der Individualität im Allgemeinen werden.

4.3. Maurice Merleau-Ponty (und Aron Gurwitsch): Ein neues Verständnis von Individualität

Welche Bedeutung Maurice Merleau-Ponty Goldsteins Arbeit beimaß, zeigt sich eindrücklich in einer Passage eines an Goldstein gerichteten Briefs vom 30. Januar 1950, als Merleau-Ponty Professor für Philosophie an der Pariser Sorbonne war. Nach einigen Bemerkungen über ein produktives Treffen mit Goldstein in New York und über seine eigenen Vorlesungen zu Goldsteins 1948 erschienenem Buch *Language and Language Disturbances*, bittet er Goldstein um die baldige Fertigstellung des Materials für die französische Übersetzung von *Der Aufbau des Organismus*, die Merleau-Ponty als zweiten Band einer von ihm gemeinsam mit Jean-Paul Sartre bei Gallimard herausgegebenen Reihe verlegen wollte: Die Veröffentlichung des Titels

„wäre ein deutliches Zeichen dafür, dass wir nicht beabsichtigen, nur reine Philosophie herauszugeben, es würde den Zusammenschluss von Philosophie und ‚positiver' Erkenntnis besiegeln, den Sie sich und den wir uns erhoffen."[31] Die Übersetzung erschien im November 1951.

Die Beschäftigung mit dem Werk Goldsteins hatte maßgeblichen Anteil an Merleau-Pontys Entwicklung einer Phänomenologie, die mit der Untersuchung von Wahrnehmung und Leiblichkeit ansetzte, anstatt vom Bewusstsein auszugehen und mit der phänomenologischen Reduktion zu beginnen, die Erkenntnis und Bewusstsein zunächst von der Lebenswelt trennt, um sie erst in einem zweiten Schritt wieder zusammenzufügen. Von zentraler Bedeutung für Merleau-Pontys Behandlung von Wahrnehmung und Leiblichkeit war eine Zusammenführung von Gestaltpsychologie, Husserlianischer Phänomenologie und Goldsteins Denken, die er bereits in seiner Dissertation, *La Structure du comportement* (1938, veröffentlicht 1942) und später dann in seinem *magnum opus*, der *Phénoménologie de la perception* (1945) vorlegte.[32] Merleau-Pontys Beschäftigung mit Goldstein wurde durch sein Projekt motiviert, eine Theorie des menschlichen Verhaltens zu entwickeln, die sich von der zeitgenössischen Psychologie und Philosophie unterschied. Letztere war durch

[31] Maurice Merleau-Ponty an Kurt Goldstein, 30.4.1950, Kurt Goldstein Papers, Schachtel 1, Ordner „Merleau-Ponty".

[32] Die meisten Untersuchungen zu den Ursprüngen der Gestaltpsychologie betonen den überragenden Einfluss Husserls; Merleau-Pontys Auseinandersetzung mit der Gestalttheorie nimmt großen Raum in der Forschungsliteratur ein.

den Neokritizismus (der französischen Variante des Neukantianismus) beherrscht, den seine eigene Generation, zu der Philosophen wie Jean Wahl, Alexandre Koyré oder Jean-Paul Sartre gehörten, zu überwinden trachtete – häufig mit „Hilfe" neuerer wissenschaftlicher Entwicklungen (Relativitätstheorie, Mengenlehre, Quantenmechanik oder Gestaltpsychologie).

Merleau-Pontys Zug, den Menschen nicht als *Bewusstsein*, sondern vielmehr als wahrnehmenden Leib zu bestimmen, war wesentlich von *Der Aufbau des Organismus* geprägt. Nicht nur bot Goldstein Merleau-Ponty vielfältiges Material zur Untermauerung seiner Kritik an praktisch sämtlichen damals gängigen philosophischen Strömungen, er ermöglichte auch eine Wiederaufnahme der Auseinandersetzung mit Leiblichkeit, Wahrnehmung und Individualität – genauer gesagt, mit der Singularität des individuellen leiblichen Bewusstseins, der Erfahrung dieses Bewusstseins in der Welt und der Suche nach Individualität. Um die Bedeutung zu verstehen, die Goldsteins Werk für Merleau-Ponty hatte, bietet es sich an, seine Schriften in Verbindung mit denen eines in Russland geborenen und in Deutschland ausgebildeten Pariser *émigré* zu lesen: Aron Gurwitsch, der sowohl Goldstein als auch Husserl nahestand. Es war Gurwitsch, der Merleau-Ponty auf die Verbindungen zwischen der Philosophie Husserls und der Gestaltpsychologie aufmerksam machte.[33] (Kurt Koffka beispielsweise war ein Schüler Husserls gewesen, und viele andere Gestalttheoretiker, eingeschlossen Wolfgang Köhler und Max Wertheimer, hoben selbst den Einfluss hervor, den Husserl auf ihr Denken ausgeübt hatte.[34])

Aron Gurwitsch war 1929 mit einer Arbeit über die Verbindungen zwischen Phänomenologie und Gestalttheorie promoviert worden.[35] 1933 nach Paris emigriert, hielt er in der Folge Vorlesungen an der Sorbonne – hervorgehoben sei „Die historische Entwicklung der Gestaltpsychologie" im Studienjahr 1933/1934 – und publizierte zu Gestalttheorie, Phänomenologie und Goldsteins Biologie.[36] In den 1940er Jahren erklärte Gurwitsch sogar: „Fast alle wesentlichen Ideen, die Husserl im Laufe seiner kritischen Erörterung und Widerlegung empiristischer Theorien der Abstraktion entwickelte, sind von den Ergebnissen, zu denen Gelb und Goldstein gelangt sind, voll und ganz bestätigt worden."[37] Merleau-Ponty besuchte Gurwitschs Vorlesungen an der Sorbonne und gab ihm Kommentare zu

[33] Vgl. Dermot Moran, *Introduction to Phenomenology*, London: Routledge 2000, S. 412.

[34] Vgl. Köhler, *Place of Value*, S. 47.

[35] Aron Gurwitsch, „Phänomenologie der Thematik und des reinen Ich", in: *Psychologische Forschung* 12 (1929), S. 279–381.

[36] Ebd.; Aron Gurwitsch, „Quelques aspects et quelques développements de la psychologie de la forme", in: *Journal de psychologie normale et pathologique* XXXIII (1936) S. 413–462; Aron Gurwitsch, „La Place de la psychologie dans l'ensemble des sciences", in: *Revue de Synthèse* VIII (1934), S. 169–185; Aron Gurwitsch, „La Science biologique d'après K. Goldstein", in: *Revue Philosophique de la France et de l'Étranger* CXXIX (1940), S. 244–288.

[37] Aron Gurwitsch, „Gelb–Goldstein's Concept of ‚Concrete' and ‚Categorial' Attitude and the Phenomenology of Ideation", in: *Collected Works of Aron Gurwitsch (1901-1973)*, hrsg. v. Fred Kersten, Dordrecht: Springer 2009, Bd. II, S. 403–432, hier S. 403.

seinen Aufsätzen zur Gestalttheorie. Obgleich er Gurwitsch eher selten direkt zitiert, war die Begegnung mit ihm von nachhaltigem Einfluss auf Merleau-Ponty.[38] Wie Gurwitsch weist er wiederholt auf die Nähe der Gestalttheorie zu Husserl hin, insbesondere in einer langen Fußnote gegen Ende des ersten Teils der *Phänomenologie der Wahrnehmung*.[39] (Sartre zeigte sich von dieser Synthese ungeachtet seines gleichermaßen Husserl wie der Gestalttheorie geltenden Interesses nicht überzeugt.[40])

Gurwitsch und Merleau-Ponty beginnen mehrere ihrer Studien mit der husserlianischen Skepsis gegenüber den Naturwissenschaften. In klassischer phänomenologischer Manier präsentiert Gurwitsch beispielsweise seine Kritik an der traditionellen Psychologie in Gestalt der Forderung, die Psychologie solle aufhören, ausschließlich abstrakt vorzugehen, und sich stattdessen dem Individuell-Konkreten zuwenden.[41] In Anlehnung an Husserls Einwände, rückt Gurwitsch das Problem ins Zentrum, das sich aus der Abstraktheit der Wissenschaft ergibt. Er fragt, wie die Psychologie es ohne einen Rückfall in den Empirismus vermeiden kann, auf einer abstrakten Ebene zu operieren, die es unmöglich macht, individuelle Fälle und

[38] Vgl. Gary Gutting, *French Philosophy in the Twentieth Century*, Cambridge: Cambridge University Press 2001, S. 105, Anm. 32.

[39] Siehe Merleau-Ponty, *Phänomenologie der Wahrnehmung*, S. 74.

[40] Später schloss sich Gurwitsch Sartres Kritik an Husserls reinem Ego an. Vgl. Sartres Essay „Die Transzendenz des Ego“ von 1937 in: *Philosophische Schriften*, Reinbek: Rowohlt ²1997, Bd. 1, und Gurwitsch, *Collected Works*, Bd. II, S. 319–334.

[41] Vgl. Gurwitsch, „Place de la psychologie“, S. 182.

subjektive Wahrnehmungen der Welt zu erklären.[42] Um im traditionellen Sinne „wissenschaftlich" zu sein, müsste die Psychologie die Realität subjektiver Erfahrung ablehnen und sich so auf eine allzu strenge Trennung von Subjekt und Objekt verlassen, die ihren Forschungsgegenstand untergräbt.[43]

Nach Gurwitsch verweist die husserlsche Phänomenologie auf die Existenz und Rolle von Gestaltqualitäten in alltäglicher Erfahrung: Wenn wir einer Gruppe von Dingen begegnen, so schreibt Gurwitsch, dann begegnen sie uns als „unmittelbar wahrnehmbare Ganze". Wie in der Gestalttheorie der Wahrnehmung werden individuelle Elemente durch die „Koexistenz [...] trennbarer Elementardaten im Bewusstsein" zu einem „neuen Sinneselement" verbunden.[44] So sind wir uns beispielsweise der – von uns nicht wahrgenommenen – „Rückseite" einer Schachtel bewusst, oder einer Gruppe, die aus vielen einzelnen Elementen besteht. Gurwitsch spielt hier auf Husserls Idee der transzendentalen Reduktion an: der Einklammerung der weltlichen Existenz der Dinge, die eine Untersuchung ihres Gegebenseins für das Bewusstsein, ihres Status als Phänomen, als intentionaler Inhalt des Bewusstseins ermöglicht.[45] Darüber hinaus sieht er in der transzendentalen Reduktion ein Analogon zur gestaltpsychologischen Ablehnung der „Konstanzannahme", das heißt der in der traditionellen Psycholo-

[42] Vgl. Gurwitsch, „La Science biologique", S. 250–251.
[43] Gurwitsch, „Quelques aspects", S. 413.
[44] Ebd., S. 417.
[45] Gurwitsch, „Phänomenologie der Thematik und des reinen Ich", S. 288–289.

gie verbreiteten Annahme, Sinnesdaten seien undifferenziert und „Element um Element den einzelnen objektiven Reizen streng eindeutig zugeordnet".[46] Wertvoll ist für Gurwitsch hier also nicht Husserls bekannte frühe Kritik am Psychologismus, sondern vielmehr der Umstand, dass diese Kritik nicht die Gestaltpsychologie trifft: Gurwitschs Husserl vertritt die wechselseitige Irreduzibilität von Geist und Welt derart, dass er darauf verzichtet, Bewusstseinsgegebenheiten „von vornherein an objektiven Reizen zu orientieren", und „gegenüber allen theoretischen Konstruktionen ihr deskriptives Wesen zu seinem Rechte kommen" lässt.[47] Die transzendentale Reduktion und der Verzicht auf die Konstanzannahme verweisen auf eine neu entdeckte „natürliche Haltung", die uns mit dem verknüpft, was uns in der Welt gegeben ist – und zwar so, *wie* es uns gegeben ist.

Merleau-Ponty übernahm diese Position und passte sie seinen Zwecken an. Dabei ging es ihm vor allem um ihre Anwendbarkeit auf die menschliche Wahrnehmung der Welt, auf die wechselseitige Abhängigkeit zwischen Bewusstsein und Phänomen, insbesondere insofern diese auf der jeweiligen *biologischen* Besonderheit des *subjektiv* erfahrenen Leibes beruht, durch die allein der Begriff der *verkörperten* Wahrnehmung verständlich wird. Merleau-Pontys Verknüpfung zwischen Wahrnehmung und Leiblichkeit gründet erstens auf Gelbs und Goldsteins Arbeiten zur Aphasie infolge

[46] Ebd., S. 295–296.
[47] Ebd., S. 296.

von Hirnverletzungen und zweitens, in größerem Umfang, auf Goldsteins *Der Aufbau des Organismus.*

Im Zusammenhang mit seiner Zurückweisung des atomistischen Ansatzes und mit Hinweis auf Gelbs und Goldsteins Kritik an der Annahme einer Eins-zu-eins-Entsprechung zwischen Gehirnläsionen und Leistungseinschränkungen befasste sich Merleau-Ponty mit Patienten (vor allem Schneider), die das Vermögen zum abstrakten Denken verloren hatten. Er brachte die Untersuchung von lokalen und globalen Auswirkungen von Hirnverletzungen auf drei Prinzipien: 1) „Selbst eine lokalisierte Schädigung kann zu strukturellen Störungen führen, von denen das Gesamtverhalten betroffen ist, und analoge strukturelle Störungen können durch Schädigungen hervorgerufen werden, die in verschiedenen Rindengebieten gelegen sind." 2) „Trotzdem kann man das nervöse Geschehen nicht als einen Gesamtvorgang ansehen, an dem alle Teile des Systems in gleichem Maße mitwirken. Die Funktion ist niemals indifferent gegenüber dem Substrat, in dem sie sich realisiert." 3) „Der Ort in der nervösen Substanz hat folglich eine äquivoke Bedeutung. Vertreten läßt sich nur eine gemischte Auffassung von Lokalisation und eine funktionelle Auffassung von Parallelismus."[48] Dieser neurophysiologischen Wiederholung des Problems des Verhältnisses von Form und Mannigfaltigkeit, das Gurwitsch in Bezug auf die Wahrnehmung erörtert hatte, fügt Merleau-

[48] Maurice Merleau-Ponty, *Die Struktur des Verhaltens*, Berlin: de Gruyter 1976, S. 73, S. 82, S. 85.

Ponty noch einen wichtigen Punkt hinzu: Während das Bewusstsein von der Gesamtheit des Körpers bestimmt wird, wird die Physiologie des „normalen" Körpers Teil der Art und Weise, wie das Bewusstsein seine leibliche Existenz denkt.

Damit erfährt Husserls reines Ego, jener Teil des Bewusstseins, der transzendental bleibt und die empirischen und immanenten Dimensionen der Subjektivität übersteigt, eine Neufundierung und Neuausrichtung. Sowohl Merleau-Ponty als auch Gurwitsch ziehen Goldstein als Gewährsmann gegen Husserls „reines Ego" heran und heben folgende miteinander verwobene Argumente aus *Der Aufbau des Organismus* hervor: die Weigerung, Tatsachen lediglich festzustellen und als feststehend zu begreifen;[49] das Argument, dass Kausalität nicht vom Einfachen zum Komplexen fortschreitet; die Rekonstruktion des Normalen ausgehend vom Pathologischen; das Anliegen zu verstehen, inwiefern „es sich bei pathologischen Erscheinungen um gesetzmässige Abwandlungen normaler Vorgänge"[50] handelt. Durch die Untersuchung der Weise, in der der Organismus bestrebt ist, Verluste auszugleichen und sich seinem Milieu anzupassen, wurde es möglich, jene Individualität neu zu fassen, die wesentlich für das wahrnehmende und handelnde Subjekt ist, das der Welt gegenübersteht.[51] In *Die Struktur des Verhaltens* beschreibt Merleau-Ponty unter Rückgriff

[49] Vgl. Goldstein, *The Organism*, S. 28. Gurwitsch kommentiert diesen Abschnitt in seinem Aufsatz „La Science biologique", S. 249.

[50] Goldstein, *Aufbau des Organismus*, S. 4.

[51] Zur Individualität vgl. Gurwitsch, „La Science biologique", S. 249.

auf *Der Aufbau des Organismus* „eine neue Art von Analyse […], die nicht mehr darin besteht, daß man Elemente isoliert, sondern darin, daß man das Gesamtverhalten und sein immanentes Gesetz versteht. Die Krankheit ist nicht mehr, wie man es sich gemeinhin vorstellt, so etwas wie ein Ding oder eine Kraft, die bestimmte Wirkungen hervorruft; das pathologische Geschehen ist auch nicht, wie man weithin denkt, von gleicher Art wie die normale Tätigkeit. Es handelt sich um eine neue *Bedeutung* des Verhaltens, die den vielfältigen Symptomen gemeinsam ist, und das Verhältnis der Grundstörung zu den Symptomen ist nicht mehr das Verhältnis von Ursache und Wirkung, sondern vielmehr die logische Beziehung von Prinzip und Konsequenz oder von Bedeutung und Zeichen.“[52]

Die Radikalität dieser Behauptung, einer Art physiologischer Widerlegung der „Konstanzannahme“, besteht für Merleau-Ponty darin, dass der Leib das Bewusstsein nicht physiologisch kontrolliert, sondern dass er ein *Teil* der Weise ist, wie das Bewusstsein sich an die Umwelt anzupassen und diese zu kontrollieren sucht. Merleau-Ponty betont den Zerfall der Subjekt-Objekt-Relation und ihrer wechselseitigen Abhängigkeit und hält als Ergebnis fest: „Umgekehrt ist die normale Funktion als ein Integrationsprozeß zu verstehen, in dem der Kontext der Außenwelt nicht lediglich kopiert, sondern überhaupt erst konstituiert wird.“[53] Merleau-Ponty zufolge ist dieses komplexe

[52] Merleau-Ponty, *Die Struktur des Verhaltens*, S. 76.
[53] Merleau-Ponty, *Phänomenologie der Wahrnehmung*, S. 28, vgl. S. 26.

physiologische Argument der Gestaltpsychologie vorgelagert, umfasst sie und stellt sie in Frage. Denn die Überlegung zeigt, dass Wahrnehmung nicht von alleine funktioniert, sondern immer von ihrer Leiblichkeit und deren normalem Funktionieren abhängt.[54] Dies ist die Bedingung der Möglichkeit von Wahrnehmung, von *individueller* Wahrnehmung und individuellem *Handeln* in der Welt. Merleau-Pontys explizit husserlianische Kritik an der traditionellen Psychologie und Wissenschaft im Vorwort zur *Phänomenologie der Wahrnehmung* wird so zu einer ausdrucksvollen Artikulation der Verflechtung von Welt und *Ich* als Ganzem – der Verflechtung, die mein gleichzeitiges Eingebundensein in die und mein Gestalten der Welt zu verstehen gibt: „Was ich bin, ist nicht Resultat oder Schnittpunkt mannigfaltiger meinen Körper oder meinen ‚Psychismus' bestimmender Kausalitäten [...]. Ich bin kein ‚Lebewesen', sogar kein ‚Mensch', nicht einmal ein ‚Bewußtsein' mit Charakteren, die Zoologie, Sozialanatomie und induktive Psychologie diesen ‚Phänomenen' und Produkten von Natur und Geschichte zuweisen – ich bin vielmehr absoluter Ursprung, und meine Existenz geht nicht, als aus ihren Antezedentien, hervor aus meiner physischen und sozialen Umwelt, sie geht vielmehr auf diese hin zu und gibt ihr den Seinsgrund erst; denn ich bin es, der eine Tradition, die wiederaufzunehmen ich mich entschließe, erst für-mich-sein lasse (und d.h. ‚sein' im einzigen Sinn, den das Wort für mich haben kann), der

[54] Vgl. Merleau-Ponty, *Die Struktur des Verhaltens*, S. 172–173.

ich allererst einen Horizont für mich sein lasse, dessen Abstand zu mir verschwände, wäre ich nicht da, dessen Blick ihn umfaßt und ermißt, da er doch nicht als Eigenschaft der Umwelt als solcher eignet."[55]

Obwohl sie das „Ich" weiterhin als wesentliche und unhintergehbare Quelle von Bedeutung begreift, gibt diese Definition die Priorität von Beobachtung zweiter Ordnung auf und verabschiedet sich damit von der kartesianischen und neukantianischen Sichtweise.[56] Zu beachten ist dabei, dass Merleau-Ponty in seiner emphatischen Verwendung der ersten Person Singular die These vertritt, dass erfahrene Bestimmungen so lange nichts sind, wie ihre Meinigkeit – die Weise, in der sie durch meine Wahrnehmung und Leiblichkeit „*mein*" sind – unerkannt bleibt. Genau wie bei Goldstein, der dem Organismus den Vorrang gegenüber dem abstrakten Verhalten einräumt, wird durch diese Definition das Bewusstsein als etwas Abstraktes oder Theoretisches getilgt und *von diesem Ich* – dem einzelnen Individuum und seinem Blick – als absoluter Quelle abhängig gemacht. Wenn Merleau-Ponty anmerkt, dass das Ich „absoluter Ursprung" sei und dass Bedeutung und Existenz nicht ausschließlich im Hinblick auf die physische und soziale Umwelt verstanden werden könnten,[57] dann ist dies nicht etwa eine Behauptung „meines" Transzendierens der Welt, sondern vielmehr eine Erklärung der Weise, wie ich

[55] Merleau-Ponty, *Phänomenologie der Wahrnehmung*, S. 5.
[56] Vgl. ebd., S. 5–6, S. 74. Vgl. seine Kritik des Scheiterns des Kritizismus in Fragen der Naturwissenschaft in *Die Struktur des Verhaltens*, S. 1.
[57] Merleau-Ponty, *Phänomenologie der Wahrnehmung*, S. 5.

meine Welt konstituiere und mich in ihr erhalte – und zwar durch meine leibliche Abhängigkeit von ihr. Jeder Versuch, mein „Ich“ mit Bezug auf einen Sinn von Leben, Menschlichkeit, Bewusstsein, Zoologie, sozialer Anatomie oder induktiver Physiologie zu identifizieren, muss scheitern. Die Kombination aus Goldsteins holistischer Physiologie und Husserls Phänomenologie erlaubt es Merleau-Ponty, zu jenen berühmten Thesen aus der *Phänomenologie der Wahrnehmung* zu gelangen, die so oft zitiert werden: „Beständig benommen von der Welt, gelingt es uns schwer, uns von ihr zu lösen, um das Weltbewußtsein ins Auge zu fassen.“[58] Und: „[Z]ur Kenntnis des menschlichen Leibes führt kein anderer Weg als der, ihn zu er-leben.“[59] Mit anderen Worten, ich bin in der Welt und die Welt ist meine, nicht weil eines – ich oder sie – Vorrang hat, sondern weil in unserer wechselseitigen Konstitution mein Status als individueller Organismus und leibliches Bewusstsein vor jeder äußerlichen (sozialen, wissenschaftlichen etc.) Bestimmung Vorrang hat und meinem Sein Sinn verleiht:[60] „Indem wir annahmen, daß er [der Organismus] selbst seine Umwelt nach der inneren Norm seiner Tätigkeit verändert, haben wir aus ihm ein Individuum gemacht in einem Sinne, den selbst die moderne Physik nicht kennt.“[61]

[58] Ebd., S. 23.
[59] Ebd., S. 234.
[60] Bei Goldstein heißt es in einer glänzenden Wendung: „Von hier aus erscheint der *Organismus als ein Sein in ‚Ordnung‘*; sein ‚Sinn‘ als sein Sein.“ (Goldstein, *Aufbau des Organismus*, S. 351); genau darin besteht unserer Ansicht nach der Kern von Merleau-Pontys Argumentation.
[61] Merleau-Ponty, *Die Struktur des Verhaltens*, S. 177.

Die französische Phänomenologie vermied es stets, von *dem Menschen als solchen* [*l'Homme*], dem idealen Beobachter, dem Beherrscher der Natur, zu sprechen und wandte sich dem *Menschen* [*l'homme*] zu, jenem verstrickten Wesen, das inmitten eines bestimmten Milieus lebt und sich diesem anzupassen und ihm aufzuzwingen sucht. In einigen Fällen nahm dieser Ansatz eine existenzialistische Wendung; Merleau-Pontys anti-anthropozentrischer Zug hielt jedoch am Menschen als einem an die Frage der Erkenntnis und Beherrschung der Natur gebundenen Wesen fest. Zugleich unterscheidet sich Merleau-Ponty jedoch auch von Cassirers Aneignung Goldsteins. Während Cassirer Goldsteins frühe Arbeiten zur Aphasie heranzieht, um eine allgemeine Theorie der symbolischen Einheit bewusster Erfahrung zu entwickeln, stellt Merleau-Ponty sowohl die Leiblichkeit und den irreduziblen Vorrang des singulären *Ich*, das seine Verflechtung mit der Welt erfährt, ins Zentrum. Im Rahmen von Merleau-Pontys Projekt, das Verhältnis des Individuums – „mein" Verhältnis – zur Welt neu zu denken, eröffnete Goldsteins *Der Aufbau des Organismus* die Möglichkeit, das menschliche Subjekt auf eine Weise zu denken, die, ohne die Fehler des Subjektivismus aus dem Auge zu verlieren, der Subjektivität und Singularität des einzelnen Individuums Rechnung trägt und so die Balance zwischen Subjektivität und Realität hält.

4.4. Georges Canguilhem: Normen, Vitalismus, Individualität

Merleau-Ponty war nicht der einzige Philosoph, der sich für die französische Übersetzung von *Der Aufbau des Organismus* starkmachte und an ihrer Entstehung mitwirkte. Auch Georges Canguilhem, der zu jener Zeit Direktor der *Inspection générale de philosophie* war, an der Universität Straßburg Philosophie unterrichtete und an zwei Manuskripten arbeitete (die später als *Die Erkenntnis des Lebens* [1952] und *Die Herausbildung des Reflexbegriffs im 17. und 18. Jahrhundert* [1955] veröffentlicht wurden), sicherte dem Projekt einer Übersetzung von Goldsteins Werk, das in vielerlei Hinsicht seine 1943 abgeschlossene medizinische Dissertation *Das Normale und das Pathologische* und sein weiteres Denken geprägt hatte, seine Unterstützung zu.[62]

Canguilhems erste systematische Auseinandersetzung mit *Der Aufbau des Organismus* fand im Rahmen von Vorlesungen des Psychoanalytikers Daniel Lagache statt, der sich bereits 1938 mit dem Text befasst und ihn in Lehrveranstaltungen einbezogen hatte.[63] Goldsteins Erkenntnisse und Überlegungen fanden rasch Eingang in einige zentrale Thesen, für die der Name Canguilhem bald stehen sollte, und kamen insbesondere in seinen drei großen Veröffentlichungen aus den 1940er und 1950er Jahre an entscheiden-

[62] Vgl. Canguilhem an Goldstein, 1.6.1949, Kurt Goldstein Papers, Schachtel 1.

[63] Vgl. Daniel Lagache, „Note sur le langage et la personne", in: *Les hallucinations verbales*, Paris: PUF 1977, S. 205–214; vgl. auch das Vorwort zu diesem Band, S. viii.

den Stellen zum Tragen: dem Kapitel „Krankheit, Genesung, Gesundheit" in *Das Normale und das Pathologische*, dem „Das Denken und das Lebendige" betitelten Vorwort zu *Die Erkenntnis des Lebens* und der Kritik der Reflextheorie in *Die Herausbildung des Reflexbegriffs*. Alle drei Texte stellten richtungweisende Etappen in der Neuverhandlung der Begriffe Norm und Gesundheit, Leben und Individualität sowie Reflex und Gesellschaft dar.

Welches Gewicht die Arbeit Goldsteins für Canguilhems Auseinandersetzung mit den mit Normen und Gesundheit zusammenhängenden Fragestellungen in *Das Normale und das Pathologische* hatte, lässt sich vielleicht am deutlichsten an ihrem Kontrast zu der oben besprochenen Erörterung der Normen bei Cassirer ermessen. Cassirer hatte seine Darstellung der Pathologie symbolischen Bewusstseins damit beschlossen, dass man sich den Zustand, in den ein Patient durch die Auflösung der Einheit seiner bewussten Erfahrung versetzt werde, am besten als eine Reduzierung auf niedere Formen der Normativität veranschaulichen könne, wie sie im Tierreich anzutreffen seien. Canguilhem hingegen entwickelte einen differenzierteren Ansatz, der auf eine Neufassung des Stellenwerts, des Umfangs und sogar der Definition von Normen in Medizin und Philosophie hin angelegt war. Bemerkenswert ist dies insbesondere vor dem Hintergrund, dass Canguilhem in seinen frühen Studien noch an den bedeutenden französischen Kantianern (Alain, Léon

Brunschvicg[64]) interessiert war, bevor er sich einer neuen Konzeption von Subjektivität zuwandte. Ähnlich wie Merleau-Pontys Kritik am Neokritizismus wird die neue Richtung von Canguilhems Studien (seine in den späten 1930er Jahren beginnende und bis in die frühen 1950er Jahre reichende Beschäftigung mit Bergson und dem Vitalismus) oft als exemplarisch für eine Abwendung vom Kantianismus angesehen.[65]

Diese Interessenverlagerung vollzog sich in entscheidendem Maß im Vorlauf zu Canguilhems erstem Buch *Das Normale und das Pathologische*; die erste Begegnung mit Goldstein in Lagaches Vorlesungen fällt in diese Zeit (1941/42). Das Buch brachte die seinerzeit im medizintheoretischen Diskurs weit verbreitete Sorge zum Ausdruck, dass Medizin, Biologie und Physiologie auf formalen und statistischen Normen beruhten, die nicht nur die Diagnose und Behandlung erschwerten, sondern auch das Verständnis des Verhältnisses einzelner Patienten zu Gesellschaft, Krankheit und medizinischer Intervention.[66] Canguilhems Überlegungen waren direkt von dem französischen Chirurgen und Medizintheoretiker René Leriche und Goldstein beeinflusst. Beide bildeten entscheidende Argumentationshilfen, um die in Frankreich seit dem

[64] Vgl. École Normale Supérieure, CAPHES, Archives de Georges Canguilhem, GC.11.1.8 „Psychologie pathologique, cours de Daniel Lagache".

[65] Vgl. Jean Wahl, „The Present Situation and Present Future of French Philosophy", in: Marvin Farber (Hg.), *Philosophic Thought in France and the United States*, Buffalo: University of Buffalo Publications 1950, S. 37.

[66] Canguilhem zitiert Goldstein, „L'analyse de l'aphasie et l'étude de l'essence du langage", *Journal de Psychologie* 30 (1933), S. 430–96; siehe Canguilhem, *Das Normale und das Pathologische*, S. 192–193.

frühen 19. Jahrhundert herrschende Auffassung zu hinterfragen, dass Krankheiten und pathologische Zustände im Allgemeinen nichts weiter als Veränderungen des Normalzustands darstellen.

Mithilfe von Goldsteins Physiologie ließ sich systematisch darlegen, dass es im Rahmen der positivistischen Auffassung von Gesundheit und Krankheit unmöglich war, der Komplexität des Pathologischen gerecht zu werden. Denn Goldstein hatte in *Der Aufbau des Organismus* gezeigt, dass ein Organismus die Schädigungen bestimmter Funktionen zu kompensieren sucht und dass der kranke Körper anderen Regeln folgt als der normale Körper, aber eben nicht frei von Normativität ist – sieht man von den sogenannten katastrophalen Situationen ab. Auf diesen Normbegriff Goldsteins greift Canguilhem in seiner Argumentation zurück. An zentraler Stelle zitiert er folgenden Abschnitt aus *Der Aufbau des Organismus*: „Die krankhaften Erscheinungen sind der Ausdruck dafür, dass die der Norm entsprechenden Beziehungen zwischen Organismus und Umwelt durch die Veränderung des Organismus verändert sind und so Vieles, was für den normalen Organismus adäquat war, für den veränderten es nicht mehr ist. Krankheit ist Erschütterung und Gefährdung der Existenz. Damit verlangt die Bestimmung der Krankheit den Ausgang vom *individuellen Wesensbegriff*. Krankheit tritt dann auf, wenn ein Organismus so verändert ist, dass es in dem ihm zugehörigen Milieu zu Katastrophenreaktionen kommt. Das äussert sich dann nicht nur in bestimmten Leistungsstörungen entsprechend der Stelle des Defektes, sondern ganz allgemein, weil [...] ungeordnetes Verhalten immer mehr oder weniger ungeordnetes Verhalten im ganzen Organismus darstellt."[67] Dies kommentiert Canguilhem mit den Worten: „Was Goldstein bei seinen Kranken entdeckt hat, ist die Einsetzung neuer Lebensnormen durch eine der neuen, aber *eingeschränkten* Umwelt entsprechende Verminderung ihrer Aktivität. Die Einschränkung des Milieus bei Kranken mit Hirnschädigungen korrespondiert ihrer Unfähigkeit, den Anforderungen der normalen, d.h. früheren Umwelt zu genügen. [...] Der Kranke ist krank, weil er nur *eine* Norm zulassen kann. [...] Der Kranke ist nicht anormal, weil ihm eine Norm fehlt, sondern aufgrund seines Unvermögens, *sich normativ zu verhalten.*"[68]

Canguilhem argumentierte, dass die in der zeitgenössischen Medizin und Biologie vorherrschende positivistische Auffassung von Krankheit diesen Zusammenhang verkannt hat und die individuelle Reaktion auf Krankheit bloß als Abweichung von der Normalität begriff, die es, wenn möglich, zu korrigieren galt. Zwar sei „die Krankheit eine eingeschränkte Lebensweise ohne schöpferischen Elan", dennoch bilde sie „für den Einzelnen zugleich ein neues Leben, das gekennzeichnet ist durch neue physiologische Konstanten und neue Mechanismen"; deshalb „lässt sich der Krankheitszustand inhaltlich nicht aus der Gesund-

[67] Goldstein, *Aufbau des Organismus*, S. 268–269, zit. nach Canguilhem, *Das Normale und das Pathologische*, S. 193–194.

[68] Canguilhem, *Das Normale und das Pathologische*, S. 194; abgesehen von der letzten stammen die Hervorhebungen von Canguilhem.

heit ableiten: Krankheit variiert nicht bloß die Dimension der Gesundheit, sie ist vielmehr eine neue Dimension des Lebens".[69] Und Canguilhem bestand darauf, dass es sich hierbei nicht um einen bloß psychologischen Eindruck handle, sondern um ein grundlegendes *biologisches* Phänomen.[70]

Insofern Canguilhems Argumentation auf ebendiesen Punkt zuläuft, kann man ihn als Richtschnur für seine historische Darstellung des medizinischen Denkens auffassen und ihn mit seinem Verständnis der normativen und normstiftenden Wirkungen vergleichen, die „dem Normalen" seit Auguste Comte zugeschrieben wurden: Die Annahme war, es gebe nur *eine* Norm und diese sei *identisch* mit dem Normalen. Dementsprechend behaupteten Comte und seine Nachfolger, wie zum Beispiel Claude Bernard, dass es keine krankheitsspezifischen Normen geben könne. Krankheit könne immer nur Abweichung von einer bestehenden Norm sein. Canguilhem zeigte, dass diese Annahme eine ganze medizinische Tradition geprägt hatte und die herrschenden Vorstellungen von Gesundheit, Patientenschaft und Heilung bestimmte: Diese Zustände wurden essentialisiert und Normalität wurde mit „guter Gesundheit" gleichgesetzt. Diese Auffassung verbreitete sich weiter durch statistische Modelle (wie sie etwa Adolphe Quételets entwickelte), die Normalität mit dem statistischen Mittelwert gleichsetzten und Divergenz auf Abweichung redu-

[69] Ebd., S. 197, S. 194.
[70] Siehe ebd., S. 205.

zierten. An dieser Stelle ist festzuhalten, dass für Canguilhem die Erkenntnis und die Existenz von Normen *keineswegs* problematisch sind: Normen sind wesentlich für das menschliche Leben und Erkenntnis ist integraler Bestandteil der menschlichen Erfahrung der Welt. Canguilhem wendet vielmehr ein, dass die beschriebene Auffassung die Individualität der Erfahrung und des Leidens des Patienten tilgt und die Tatsache ignoriert, dass Gesundheit ein Zustand ist, der relativ zu einzelnen Individuen ist. Nach Canguilhem galt es, den Begriff der Gesundheit neu zu konzipieren: „Gesund" bedeutet nicht „normal", sondern „mehr als normal". Gesundheit ist durch die Abwesenheit symptomatischer Empfindungen gekennzeichnet. Zugleich ist sie jedoch auch ein Überfluss: sie beschränkt sich nicht auf das Geregeltsein durch Normen, sondern bringt diese vielmehr selbst hervor. Krankheit ist entsprechend eine Situation, in der der Einzelne an Normen gebunden ist – oftmals neue Normen, in jedem Fall aber solche, die zu Leiden, zu dem Versuch, ihm zu entkommen, und zu der nunmehr verklärten Erinnerung an Gesundheit führen.[71]

Canguilhems Wertschätzung von Goldstein sollte nach der Abfassung von *Das Normale und das Pathologische* noch zunehmen. Im Rahmen von Jean Wahls *Collège philosophique* hielt er 1947 drei Vorträge – „Philosophie und Biologie", „Maschine und Organismus" sowie „Das Lebendige und sein Milieu"[72] – die er spä-

[71] Vgl. Canguilhem, *Die Erkenntnis des Lebens*, S. 297–300, S. 303–304.

[72] Vgl. ENS/CAPHES, Archives de Georges Canguilhem, GC.12.1.8.

ter in überarbeiteter Form in *Die Erkenntnis des Lebens* veröffentlichte. Goldsteins Überlegungen waren für Canguilhems Argumentation von entscheidender Bedeutung, da sie eine Grundlage für die These boten, dass sich das Reich des Vitalen und mithin des individuellen Lebens nicht ausstreichen lässt. Ein solcher „Vitalismus" war zu jener Zeit freilich umstritten: Cassirers energische Zurückweisung des Vitalismus in dem posthum veröffentlichten letzten Band von *Das Erkenntnisproblem in der Philosophie und Wissenschaft der neueren Zeit* ist exemplarisch für die Zeit nach dem Zweiten Weltkrieg. Cassirer hielt den Vitalismus für philosophisch obsolet, wissenschaftlich fehlerhaft und aufgrund seiner Verbindungen zum Nationalsozialismus politisch diskreditiert.[73] Die Lyssenko-Affäre der späten 1940er und frühen 1950er lieferte weitere Gründe, der vitalistischen Begrifflichkeit insgesamt aus dem Weg zu gehen.

Eine philosophisch vertretbare Konzeption von Leben war dennoch ein wesentliches Anliegen Canguilhems, der sich bewusst war, dass er in der Blütezeit des Behaviorismus und an der Schwelle zur Entstehung der Kybernetik arbeitete – zweier Bewegungen also, die, im Verbund mit der aufkommenden genetischen Revolution, dem biologischen Denken neue mechanistische Paradigmen liefern sollten. In den erwähnten Vorträgen wie auch in *Die Erkenntnis des Lebens* entwickelte Canguilhem ausgehend von der These, dass die

[73] Vgl. dazu auch Cassirers um die gleiche Zeit geschriebenen Aufsatz „The Argument over Vitalism and the Autonomy of Living Organisms", in: ders., *The Problem of Knowledge*, New Haven: Yale University Press 1950, S. 188–216.

Begriffe der Erkenntnis und des Lebens nicht aufeinander reduzierbar sind, eine Begriffsgeschichte, die sich mit den politischen Implikationen der Zelltheorie, mit der Wirkmächtigkeit des mechanistischen Erbes und der Beziehung zwischen dem Organismus und seinem Milieu auseinandersetzte. Canguilhem benutzte diese Begriffsgeschichte, um für eine Art *negativen Vitalismus* zu argumentieren: Obgleich er die vitalistische Wissenschaft (sei es in Gestalt des Lyssenkoismus oder jüngerer Spielarten der Lebensphilosophie) verwarf, betrachtete er ihre problematischen politischen Implikationen als kontingent und wies jedwede mechanistische Reduktion des Lebendigen auf das Physikalisch-Chemische zurück. Und wenngleich er älteren Vitalismen die philosophische Bedeutung absprach, so gab er dennoch den Vitalismus nicht vollständig auf, sondern betrachtete ihn als eine Art fortwährende Mahnung gegen die Gewalt, die die mechanistische Biologie dem individuellen Organismus antut. Der Vitalismus verlieh der Biologie ihre *raison d'être*, die Canguilhem durch den mechanistischen Ansatz bedroht sah. Die auf Descartes zurückgehende mechanistische Auffassung des Lebendigen war ein allzu einfacher Rationalismus, der sich der Einsicht verweigerte, dass die je spezifischen Milieus von den einzelnen Organismen stets unterschiedlich erfahren werden und dass Organismen aufgrund ihrer unvorhersehbaren und je singulären Interaktionen mit ihrem Milieu nicht auf mechanische Systeme reduziert werden können. Aus philosophischer Sicht ist der Vitalismus eher ein „Anspruch" denn eine Lehre:[74] Vor diesem Hintergrund entwickelte Canguilhem eine Theorie, nicht des „Lebens" – ein Begriff, der viel zu allgemein und zu grob ist, um produktiv sein zu können –, sondern des „Lebendigen", der verschiedenen individuellen „Lebewesen" oder „Organismen" – ein Zug, der es ihm erlaubt, die ontologischen Implikationen des Lebensbegriffs zu umgehen. Dabei machte Canguilhem immer wieder deutlich, dass sein Vitalismus Goldsteins Argumentation mehr folgt als den Arbeiten von Uexküll oder Driesch.[75] So zitiert er an zentraler Stelle Goldsteins Diktum „*Biologische Erkenntnis ist der dauernd fortgesetzte schöpferische Akt, durch den uns die Idee des Organismus in zunehmendem Masse zum Erlebnis wird*".[76] Auch in dem „Das Denken und das Lebendige" betitelten Vorwort zu *Die Erkenntnis des Lebens*, das die in dem Werk diskutierten biologischen Probleme zusammenfasst und sich an einer Neufassung des Verhältnisses *zwischen* Erkenntnis und Leben versucht, spielt Goldstein eine wesentliche Rolle.

Worin genau lag jedoch für Canguilhem der Wert der systematischen Inanspruchnahme Goldsteins – abgesehen davon, dass sie es ihm ermöglichte, seine Arbeit als Fortsetzung und zugleich Überwindung einer sich von Claude Bernard über Henri Bergson zu Kurt Goldstein erstreckenden genealogischen Abfolge zu sehen? Wie in seiner Deutung des Mechanismus und des Verhältnisses zwischen dem Lebendigen zu

[74] Siehe Canguilhem, *Die Erkenntnis des Lebens*, S. 149–182, insbes. S. 155–157.
[75] Vgl. ebd., S. 159–165.
[76] Goldstein, *Aufbau des Organismus*, S. 242.

seinem Milieu war Canguilhem besonders um die Entwicklung einer Philosophie der Biologie bemüht, die die biologische Erkenntnis selbst als Produkt eines Lebens erweist, das sich auf das Leben zurückfaltet und eine fundamentale Trennung von Wissenschaft und Leben erzeugt. Kartesianismus und Phänomenologie erzwingen eine künstliche Trennung zwischen dem Beobachter/Wissenschaftler – dem wissenden Subjekt – und dem Leben, auf dem das Denken und die Existenz ebendieses Wissenschaftlers gründen. In diesem Zusammenhang erweist sich die Biologie als diejenige Form der Erkenntnis, die am ehesten in der Lage ist, der stillen Abhängigkeit der Erkenntnis vom Leben Rechnung zu tragen: ihren Status als einer *Technik* des Lebens, die sich um dessen geistige Rekonstruktion bemüht und Anspruch sowohl auf eine transzendentale Trennung als auch auf Wahrheit erhebt: Erkenntnis „nimmt [...] die Erfahrung des Lebens auseinander [*défait*], um daraus, durch die Analyse des Scheiterns, Gründe zur Vorsicht (Weisheit, Wissen usw.) und eventuell Gesetze für den Erfolg zu abstrahieren und somit dem Menschen bei der Neueinrichtung [*refaire*] dessen zu helfen, was das Leben ohne ihn, in ihm oder außerhalb seiner gemacht [*fait*] hat. [...] Das Leben ist Herausbildung von Formen, die Erkenntnis ist Analyse geformter Materie."[77]

Goldsteins Forschung stellte gewissermaßen das Modell für diese Form des Denkens bereit und wies zugleich einen Ausweg aus dem bergsonianischen Bild

[77] Canguilhem, *Die Erkenntnis des Lebens*, S. 16–17, S. 19.

des Lebendigen. Denn sie gründet das Denken des Lebendigen in einer Biologie, die selbst auf der therapeutischen Intervention beruhte und somit immer zugleich vorführte, welcher Platz den individuellen Lebewesen in diesem Modell zukommt. Auch an diesem Punkt lässt Canguilhem Goldstein zu Wort kommen: „‚Die Biologie', sagt Kurt Goldstein, ‚hat mit Individuen zu tun, die existieren und die danach streben zu existieren, das heißt danach, ihre Fähigkeiten in einer gegebenen Umwelt bestmöglich zu verwirklichen.'"[78]

Für Canguilhem läuft dies auf eine grundsätzliche Auseinandersetzung mit dem Zweck der Biologie als einer besonderen Form von Erkenntnis hinaus – einer Erkenntnis, die eine bestimmte Geschichte hat und sich mit individuellen Lebewesen, eingeschlossen den Menschen, auseinandersetzt: „Die Biologie muss also zunächst das Lebendige als ein signifikantes Sein auffassen und die Individualität nicht als ein Objekt, sondern als einen Charakter in der Ordnung der Werte. Leben heißt ausstrahlen und das Milieu ausgehend von einem Bezugszentrum organisieren, das selbst nicht auf etwas bezogen werden kann, ohne seine ursprüngliche Bedeutung zu verlieren."[79]

Die Angst, die Gegenwart würde von Zwängen bestimmt, die die fortschreitende Technologisierung und der Erfolg der technischen Wissenschaften dem menschlichen Leben auferlegt – eine Erfolgsge-

[78] Ebd., S. 19–20; das Zitat stammt aus Kurt Goldstein, „Remarques sur le problème épistémologique de la biologie", in: *Actes du congrès international de philosophie scientifique 1949*, Bd. 1, Paris: Herman 1951, S. 142.
[79] Canguilhem, *Die Erkenntnis des Lebens*, S. 266.

schichte, die sich in Canguilhems Augen 1953 mit der Entdeckung der DNA vollendete –, führt uns zurück zu dem zweiten Kontext, in dem wir Goldstein betrachtet haben: dem der philosophischen Moderne.

4.5. Einheit und Ganzheit? Destabilisierung und Brüchigkeit: Philosophische Moderne

In seinem Buch *Modernism as a Philosophical Problem* entwirft der amerikanische Philosoph Robert Pippin eine Lektüre der nachkantianischen Philosophie, in der er das Problem der Autonomie und die Geschichte des Zweifels an den jeweiligen Theorien der Autonomie als den Kern der Philosophie der Moderne präsentiert. Nach Pippin gilt es zu untersuchen, „wie die moderne Forderung nach Autonomie zu verstehen ist und wie ihre geschichtlichen und sozialen Implikationen zu bewerten sind. Es wäre keine Übertreibung zu behaupten, dass sich alle bedeutenden europäischen Philosophien nach Kant in Abgrenzung von der Weise definieren, wie die Aufklärung historische Revolution und individuelle Selbstbestimmung versteht. In jedem Fall gilt dies für die ‚Moderne-Theorien' [...] Hegels, Nietzsches und Heideggers".[80]

Folgt man Pippin, demzufolge Autonomie weder etwas Gewährtes noch etwas Garantiertes ist, sondern eine Forderung, die nicht nur den literarischen und

[80] Robert B. Pippin, *Modernism as a Philosophical Problem*, London: Blackwell 1991, S. 45.

künstlerischen Modernismus, sondern auch die philosophische Moderne (oder das, was man ,philosophischen Modernismus' nennen könnte) betrifft, so wird man kaum umhinkönnen, die Problematisierung von Erkenntnis, Individualität, Wissenschaftlichkeit bei den hier behandelten Autoren ebenfalls im Sinne einer so verstandenen Moderne zu betrachten. Cassirer, Merleau-Ponty, Canguilhem oder Goldstein habe alle ihre Arbeiten als Antwort auf die Moderne präsentiert. Mit ihren jeweiligen Theorien versuchten sie, Position hinsichtlich einer bestimmten Verkopplung soziotechnologischer Probleme und philosophisch-politischer Ansprüche zu beziehen. Zugleich reagierten sie auf den Erfolg früherer philosophischer und naturwissenschaftlicher Antworten auf das Problem von Subjektivität und Individualität – und auf die Einschränkungen, die sich aus ebendiesem Erfolg ergaben, war es doch, ihrer Ansicht nach, genau dieser Erfolg, der zu einer tiefgreifenden Deformation von Subjektivität und Erkenntnis geführt hatte. Cassirer und Merleau-Ponty kritisierten Philosophie und Psychologie dafür, dass sie nicht in der Lage waren, die Struktur menschlicher Erfahrung der Welt zu erklären. Diese Erfahrung neu zu fassen, den Platz des *Ich* in der Welt zu verstehen, war ihnen zufolge etwas, das nur durch ein besseres Verständnis des Biologischen und des Pathologischen möglich werden konnte. Genau zu diesem Zweck wandten sie sich Goldstein zu. Canguilhem kritisierte die technologisch-wissenschaftliche Moderne – und die Formen von Biologie und Medizin, die aus ihr hervorgingen – dafür, dass sie durch Begriffe strukturiert war, die die Unterschiede zwischen individuellen Lebewesen nivellierten und so ihre Menschlichkeit in Frage stellten. Mit der Orientierung an Goldstein eröffnete sich Canguilhem ein Weg, subjektive Autonomie, individuelle Unabhängigkeit vom Milieu und ursprüngliche Normativität als Grundbausteine von Gesundheit zu verstehen und so ein Leben zu denken, das sich nicht auf seine mechanischen Voraussetzungen reduzieren lässt.

In allen drei Fällen wird Goldsteins Denken für ein Projekt in Anspruch genommen, das auf je eigene Weise Antworten auf das augenscheinliche Scheitern der Moderne – insbesondere der modernen Wissenschaft und Philosophie – sucht und sich Klarheit über den ursprünglichen Ort des Individuums verschaffen will. Goldsteins theoretische Fundierung seiner eigenen Forschung und seine Ablehnung „herkömmlicher Methoden" dienten im Wesentlichen dem gleichen Ziel. „Wenn ich recht sehe", heißt es in *Der Aufbau des Organismus* gleich zu Beginn, „sind bisher *alle* Versuche das Leben zu verstehen den Weg von ‚unten' nach ‚oben' gegangen. [...] Die folgende Darstellung der Lebenserscheinungen sucht den umgekehrten Weg zu gehen. Sie geht vom Menschen aus."[81] Ansätze wie die Reflextheorie, der physikalisch-chemische Reduktionismus und der Psychologismus missverstehen letzten Endes sowohl die Lebenswelt als auch das menschliche Leben und führen Biologie und Philosophie auf

[81] Goldstein, *Aufbau des Organismus,* S. 1, Hervorhebung vom Verfasser.

Abwege, die in einem völlig verzerrten Bild des Organismus resultieren und es unmöglich machen, sich adäquat mit „Sprache, sittliche[m] Handeln, Kunst, Kultur, kurz gesagt, freie[m] Handeln, Freiheit“[82] auseinanderzusetzen. Goldsteins Alternative beginnt, wie wir gesehen haben, mit einem Holismus, um sich dann dem von Desintegration bedrohten Individuum zuzuwenden. In der Zergliederung des Pathologischen entwirft Goldstein eine Epistemologie, die unser Erkennen neu verankert, und verweist auf eine Ontologie, die unser Denken neu ausrichtet.

[82] Ebd., S. 219; vgl. auch S. 2, S. 81–82.

5. EPILOG

„Jedes Geschöpf drückt gewissermassen gleichzeitig eine Vollkommenheit und eine Unvollkommenheit aus. Es ist, isoliert betrachtet, in sich vollkommen, gestaltet, lebendig; in Hinsicht auf das Ganze [des Seins] unvollkommen in verschiedenen Graden. Das einzelne Geschöpf zeigt gegenüber dem Ganzen des Seins die gleiche Art Sein, die ein isolierter Vorgang am Organismus gegenüber dem Ganzen des Organismus aufweist: Es zeigt Unvollkommenheit und Starrheit, es ist nur seiend im Ganzen, nur getragen vom Ganzen wie der Reflex, und deshalb dem Tode geweiht, sobald diese Stütze aufhört, ist deshalb dem Wesen nach vergänglich, auf dem Weg zum Tode.“[1]

„Sind diese Katastrophen der Ausdruck eines Zusammenstosses der Individualität des Organismus mit dem Anderssein der Welt, so muss der Organismus von Katastrophe zu Katastrophe gehen. Aber das ist nicht sein eigentliches Sein, sondern nur der Übergang zum eigentlichen Sein. In dem Zusammenstoss liegt gewissermassen nur die Aufrüttelung vor, aus der heraus die neue Gestaltung erwächst: die eigentliche Gestaltung, die eigentliche Leistung, die Offenbarung des Organismus und der Welt. Keine Leistung, ohne dass ein Stück Welt sich neu offenbart.“[2]

In den vorangegangenen Kapiteln lag unser Hauptaugenmerk auf der Entwicklung von Goldsteins Denken in *Der Aufbau des Organismus*. Unser Ziel war es, die Argumente des Buchs im Kontext der zugrundeliegenden experimentellen und klinischen Arbeit und im Zusammenhang mit ihrer philosophischen Rezeption zu rekonstruieren. Im Zentrum standen dabei die Pro-

[1] Goldstein, *Aufbau des Oranismus,* S. 318.
[2] Ebd., S. 350–351.

bleme des Individuums und seiner Einheit angesichts der durch „Unordnung“ hervorgerufenen Desintegration (2. Kapitel), die therapeutische und klinische Grundlage organismischer Thesen, die eine Alternative zu atomistischen Auffassungen und isolierten Betrachtungen der Aphasie markieren (3. Kapitel), und die verschiedenen Perspektiven, die die einzelnen Aspekte von Goldsteins Arbeit für eine neue Philosophie der Subjektivität eröffnen (4. Kapitel). Abschließend möchten wir einige problematische Aspekte von Goldsteins Werk aufgreifen und die bisher herausgearbeiteten Thesen Goldsteins in ein kritisches Licht setzen. Die im Folgenden aufgeworfenen Fragen und Probleme angemessen zu bearbeiten, bedürfte einer eigenen Abhandlung; wir wollen hier nur den Anstoß für eine kritische Auseinandersetzung mit der enormen Produktivität, aber auch den problematischen Aspekten von Goldsteins Werk geben.

1. Die erste Frage betrifft die Einheit des Organismus in Goldsteins Theorie. Man könnte nämlich einwenden, dass für Goldstein das ‚normale Verhalten‘ der gesunden Person nicht einheitlich und holistisch ist. Denn obwohl der Organismus als ein Ganzes handelt, *erfährt* er seine Ganzheit nicht als solche. Die Ganzheit würde so zunächst als ein methodologisches, epistemologisches Prinzip auftreten: Sie dient dem Arzt oder Patienten, der um den Verlust der Ganzheit weiß, *als Vergleichsgröße* und wird vom Organismus nur *als solche erfahren*, wenn er von Desintegration bedroht ist.

Wenn jedoch Ganzheit nur dann eine Eigenschaft eines Individuums wird, wenn es von Desintegration bedroht ist oder ihr anheimfällt, *gibt es dann jemals einen ganzen, integrierten Organismus*? Bei Goldstein scheinen sich zwei alternative Antworten zu finden. Der einen zufolge ist der Organismus *ontologisch* ein Ganzes, das in der pathologischen Erfahrung in Teile zerfällt, die eine ständig bedrohte neue Ordnung und Ganzheit suchen. Der anderen Antwort zufolge ist die Rede vom Ganzen nicht *ontologisch*, sondern bloß *heuristisch*. Die Desintegration ist zwar real; aber das Ganze kann nur *in der biologischen Erkenntnis postuliert* werden und das auch nur *retrospektiv* und nur *vom Arzt oder medizinischen Denker*: Eine solche Ganzheit wird im strengen Sinne nie erfahren. Im zweiten Fall hätte die Einheit oder Ganzheit nur *indirekt* ontologische Bedeutung – nämlich *in Folge* ihrer epistemischen Annahme: Den einzelnen ganzen Organismus gibt es sozusagen nur in aller Stille. Durch die weitgehende Nichtbeachtung des Unterschieds zwischen Ontologie und Epistemologie werden diese beiden Alternativen in *Der Aufbau des Organismus* einander überblendet. Das Herausstellen dieser Alternativen wirft erneut die Frage nach der Bedeutung der Rede von Einheit in Goldsteins Werk auf – eine Rede, deren Gehalt nicht durch die bloße Berufung auf ‚Holismus' gewährleistet ist. Dies eröffnet zugleich eine weitere, kritische Perspektive auf seine in 3. Kapitel herausgearbeitete Konzeption von Therapie. Denn trotz der enormen Produktivität seiner Verschiebung der Grenzen zwischen Experiment und Therapie, gilt es die Frage nicht aus den Augen zu verlieren, wem jene Ganzheit gehört: dem Patienten – oder nur dem Arzt?

2. Eine zweite Problematik betrifft Goldsteins Neustrukturierung der Frage nach dem Verhältnis zwischen Geist und Körper, insbesondere sein Argument, dass ein Geistes- oder Bewusstseinsbegriff zwar unverzichtbar sei, aber nicht einen getrennten und unabhängigen Bereich beschreibe. Schon immer von zentraler Bedeutung für die Geschichte der Psychologie wurde der Dualismus nach 1914 erneut zu einem Problem und zwar in mehrfacher Hinsicht: in Gestalt des Streits zwischen holistischen und materialistischen Theorien (in der Politik wie in der Medizin), in Gestalt der Entwicklung neuer Arten der Physiologie (s.o., 2. Kap.) und in der weltweiten Rezeption der (durch und durch dualistischen) Psychoanalyse, auf die Nicht-Psychoanalytiker mitunter mit dem Projekt reagierten, das Unbewusste zu ‚biologisieren'.[3] Goldsteins Erweiterung der Neurologie über die Pathologie und Psychiatrie hin zu einer verallgemeinerten Physiologie zielt, wie wir gesehen haben, auf eine ‚Einverleibung' des Geistes oder der Psyche. Es wäre daher genauer zu untersuchen, wie diese Theorie sich *sowohl* monistischer *als auch* dualistischer Elemente bedient und auf diese Weise, zumindest vorläufig, einige der dem jeweiligen Ansatz verbundenen Probleme löst.

[3] So z.B. William Halse Rivers Rivers, *Instinct and the Unconscious*, London: Cambridge University Press 1920; vgl. auch Goldstein, *Aufbau des Organismus*, S. 197–198.

Die monistische Sichtweise dominiert Goldsteins Werk. Er vermeidet Begriffe wie „‚Geist', ‚Seele' und ‚Körper'", weil sie „nicht drei unterschiedliche Sphären der Existenz des Organismus beschreiben, sondern bloße Abstraktionen sind, von denen jede einen künstlich isolierten Aspekt des ganzen Verhalten eines Organismus darstellt." Stattdessen verwendet Goldstein die Begriffe „Leistungen (bewusstes Verhalten), Haltungen (innere Zustände) und Prozesse (somatische Ereignisse)" und besteht darauf, dass es keine „unabhängigen Bereiche des ‚Körpers' oder des ‚Geistes'" gibt.[4]

Zugleich schlägt Goldstein jedoch Unterscheidungen vor, die einen gewissen Dualismus ins Spiel bringen. Er argumentiert, dass „weder das Psychische noch das Physische in seiner Eigenart" zu leugnen sei und behauptet, dass das Verhältnis zwischen beiden nicht das eines bloßen Zusammenspiels oder einer Einwirkung des einen auf das andere sei.[5] Seine Begriffe der abstrakten und konkreten Haltung sind Teil einer Artikulation eines Bewusstseinsbegriffs und eines biologisierten Begriffs des Unbewussten, die zwar die Grundlage des Dualismus verschiebt, ihn aber in gewisser Weise wiedereinsetzt, insofern nämlich behauptet wird, dass komplexes, bewusstes Verhalten von „bloß" konkreten organismischen Reaktionen auf die Umwelt unterschieden werden muss. Richtige Ganzheit – „Normalität" im traditionellen Sinn – *ver-*

[4] Goldstein, *The Organism*, S. 245, S. 261.

[5] Goldstein, *Aufbau des Organismus*, S. 202, S. 200.

langt somit nach einem Dualismus und führt zu einem einheitlichen, funktionalen Geist, der in der Lage ist, systematisch zu denken und die Umgebung des Organismus zu gestalten.

In diesem instabilen Begriffssystem bleiben offene Fragen, die von der Epistemologie zur Ontologie reichen. So findet man die Ablehnung jeder absoluten Trennung von Körper und Bewusstsein und zugleich den Hinweis, dass sowohl Psychologie als auch Physiologie zum Verständnis des Individuums erforderlich sind. Stattdessen werden die klassischen Alternativen zugunsten einer Konzeption suspendiert, die das ganze Individuum als Subjekt der Medizin, Physiologie und Philosophie in den Vordergrund rückt, zugleich jedoch immer Gefahr läuft, entweder in einen romantischen Holismus oder einen Reduktionismus zurückzufallen. Vor diesem Hintergrund müsste man neu die im 4. Kapitel bearbeitete Frage diskutieren, ob Goldsteins Arbeit tatsächlich, wie Merleau-Ponty behauptet, den Weg zu einer nicht-reduktionistischen Verleiblichung des Geistes zu bahnen vermag.

3. Schließlich wirft Goldsteins Begriff der „Selbstverwirklichung" schwerwiegende Probleme auf, da er mehrere theoretische Stränge miteinander verbindet, die auf ganz unterschiedliche philosophische Hintergründe und Zielsetzungen zurückgehen.[6]

[6] Solche Schwierigkeiten mögen auch der Grund dafür sein, dass man den Begriff der „Selbstverwirklichung" in den technischen Schriften vergebens sucht (so z.B. in Goldstein und Scheerers *Abstract and Concrete Behavior* von 1941 und Goldsteins *Aftereffects of Brain Injuries in War* von 1942), obwohl er in

(a) Im Rahmen der Diskussion von *Unordnung* und *Angst* tritt der Begriff der Selbstverwirklichung zunächst nur in negativen Formulierungen auf. *Unordnung* bringt die Tendenz zur Selbstverwirklichung durcheinander und führt den Organismus zur konservativen Aktivität der Anpassung (was eine neue, wenn vielleicht auch eingeschränktere Form der Selbstverwirklichung ermöglicht); *Angst*, die ausschlaggebende organismische Reaktion auf „katastrophalen Situationen", gefährdet Selbstverwirklichung insgesamt. Obgleich jedoch der Begriff darüber hinaus mit Goldsteins Beschreibung der Mechanismen der Selbsterhaltung und Selbstregulierung verknüpft ist,[7] so bedeutet dies nicht notwendig, dass er zu einem positiven Begriff werden sollte, der *den* Trieb eines jeden ganzen individuellen Organismus beschreiben würde.[8]

(b) Goldsteins Begriff der Selbstverwirklichung ist nicht nur ein holistischer Begriff, er steht auch in Verbindung zu Cassirers Begriff der Freiheit. Er ist gewissermaßen Goldsteins Neufassung des Freiheitsbegriffs im organismischen Kontext. Denn Goldsteins Rede von Selbstverwirklichung bringt einerseits die Freiheit und Normativität des Individuums gegenüber seinem Milieu zum Ausdruck, verdeckt aber andererseits in dieser synthetischen Verknüpfung von Freiheit und Normativität grundlegende philosophische Wider-

seinem Buch *Human Nature in the Light of Psychopathology* von 1951, wie auch in den anderen Schriften nach 1945 von entscheidender Bedeutung ist.

[7] Vgl. dazu Goldsteins Diskussion dieser Mechanismen in *Aufbau des Organismus*, S. 236–239.

[8] Vgl. Goldstein, *The Organism*, S. 162–163, S. 167.

sprüche. Dies wirft ein anderes Licht auf die im 4. Kapitel diskutierte Frage, wie sich Merleau-Pontys Projekt der Verleiblichung des denkenden Subjekts einerseits und Canguilhems subjektkritischer Ansatz andererseits zu Goldstein verhalten.

(c) In britischen Kliniken begann sich während des Ersten Weltkriegs das Behandlungsziel psychiatrischer Therapie zu verändern. Die Behandlung war nun darauf ausgerichtet, den Patienten dabei zu helfen, die Transformation von ihrem alten zu einem neuen Selbst zu vollenden.[9] Goldsteins Idee der Selbstverwirklichung ist mit diesem Ziel vereinbar; betrachtet man sie jedoch vor diesem Hintergrund, dann scheint sie zwischen zwei Polen zu oszillieren. Den einen Pol bildet die Annahme, das organismische Leben des Patienten ließe sich als ein Narrativ darstellen, das der Patient verstehen kann und das sich darauf auswirkt, wie er Bedrohungen verarbeitet. Der andere Pol besteht in der Annahme, der Patient alleine sei für seine Reaktion auf Goldsteins totalisierende Rehabilitationsbehandlung und somit für seine Heilung „verantwortlich". Die problematische zweite Option destabilisiert die (offensichtlich eher Goldsteins Absicht entsprechende) erste – insbesondere im Licht von Goldsteins Ausklammerung und Ablehnung von Psychiatrie und Psychoanalyse im engeren Sinn.

[9] Allan Young, *The Harmony of Illusions*, Princeton: Princeton University Press 1995, S. 9.

Wie wir in der Einleitung anmerkten, lässt sich *Der Aufbau des Organismus* ebenso sehr als Nachkriegsprojekt beschreiben wie als eines, das mit dem Aufstieg und Fall der Weimarer Republik verknüpft ist. In bestimmter Hinsicht lässt sich *Der Aufbau des Organismus* als eine Metapher für die Weimarer Kultur lesen: die Auffassung von Krankheit als einer Störung oder Unordnung, die stabilisiert werden, aber auch in eine katastrophale Situation führen kann; die Konzeption des Individuums als sich selbst konstituierendes Ganzes, das nicht einfach die Summe mechanistischer Teile darstellt und zu einer (liberalen) Autonomie gegenüber seinem Milieu fähig ist; der therapeutische Fokus auf das Anliegen, dem verletzten Selbst eine neue, wenn auch vielleicht eingeschränkte Ganzheit zu ermöglichen; und die Vorstellung, dass das Subjekt konstitutiv von Zerfall bedroht ist.

Die oben erwähnten Zweideutigkeiten in *Der Aufbau des Organismus* zeigen seine Nähe zum Motiv des ‚Zersplitterns des Subjekts', das in den späten 1920er und den 1930er Jahren in ganz Europa aufgenommen wurde. Intellektuelle versuchten, dieses Zersplittern zu überwinden – entweder durch das Wiederzusammensetzen des Subjekts oder durch den Entwurf eines neuen Subjekts. Es drängt sich auf, Goldsteins Werk als Teil einer Konstellation zu lesen, die darauf abzielte, das Individuum und seinen Platz nach dem Ruin des Ersten Weltkriegs neu zu denken. In dieser Geschichte nimmt Goldstein einen wichtigen Platz ein: War die Wiederherstellung von Individuen als Individuen und *als die Art von Individuen, die sie einmal gewesen waren* noch möglich? War ‚das Individuum' noch immer ein einheitliches, integriertes, sich selbstgegenwärtiges Ganzes? Musste es umgebildet werden, um in einer neuen, feindseligen sozio-politischen Umgebung bestehen zu können?

Goldsteins ‚philosophischer Modernismus' erkennt die Krise modernen Wissens und schlägt die folgenden drei Elemente als Heilmittel vor: a) eine medizinische und therapeutische Praxis, die den „Organismus und die Situation, in der er auftritt", ins Zentrum stellt;[10] b) eine epistemologische Wiederherstellung des Individuums als einheitliches Ganzes; und c) die ontologischen Eigenschaften dieses Ganzen, dessen „Wohlbefinden [...] aus einer individuellen Norm geordneten Funktionierens" besteht, dessen Ganzheit und Wohlergehen aber ständig bedroht sind.[11] Von jedem dieser drei Blickwinkel aus artikuliert Goldsteins Ansatz die Desintegration als primäres Merkmal der Moderne und als primäre Bedrohung des Individuums. Und er präsentiert diesen Ansatz als einziges Mittel gegen diese Zersplitterung, die zwar nicht verhindert, aber in einigen Fällen vorläufig und vorübergehend überwunden werden kann. Zum Abschluss möchten wir folgende Zeilen aus dem letzten Absatz von *Der Aufbau des Organismus* für sich selbst sprechen lassen: „Diese Unvollkommenheit, die sich in der Individualität ausdrückt und aus der künstlichen Trennung des Individuums vom Ganzen entspringt, offen-

[10] Goldstein, *Aufbau des Organismus,* S. 16.
[11] Goldstein, *The Organism*, S. 333, vgl. S. 40.

bart sich in der Notwendigkeit der katastrophalen Form der Auseinandersetzung zwischen Organismus und Welt und der Vergänglichkeit alles Lebendigen in bestimmter Individualität. Dies ist vielleicht die einzige wirkliche, echte naturnotwendige Unvollkommenheit, die Unvollkommenheit, die zu allem Leben hinzugehört. Sie zeigt sich als mangelhafte Teilnahme an der Wirklichkeit, der ein Geschöpf wesenhaft zugehört [...]"[12]

[12] Goldstein, *Aufbau des Organismus*, S. 355.

LITERATURVERZEICHNIS

Archive:

Columbia University Rare Book & Manuscript Library, Kurt Goldstein Papers.

École Normale Supérieure, Centre d'Archives de Philosophie, d'Histoire et d'Édition des Sciences, Archives de Georges Canguilhem.

Wellcome Institute Library, Henry Head Papers, PP/Hea/D8.

Literatur:

Mitchell Ash, *Gestalt Psychology in German Culture*, Cambridge: Cambridge University Press 1995.

Wolfgang Bringmann, Ryan Tweney (Hg.), *Wundt Studies*, Toronto: Hogrefe 1980.

Georges Canguilhem, *Das Normale und das Pathologische*, Berlin: August Verlag 2013.

— *Die Erkenntnis des Lebens*, Berlin: August Verlag 2009.

Walter B. Cannon, *The Way of an Investigator*, New York: Norton 1984.

— *The Wisdom of the Body*, New York: Norton 1963.

Ernst Cassirer, *Nachgelassene Manuskripte und Texte*, Bd. 18, Hamburg: Meiner 2009.

— *Philosophie der symbolischen Formen*, Teil 3: Phänomenologie der Erkenntnis, in: ders., *Gesammelte Werke, Hamburger Ausgabe*, Bd. 13, Hamburg: Meiner 2002.

— *The Problem of Knowledge*, New Haven: Yale University Press 1950.

Jean Gayon, „The Concept of Individuality in Canguilhem's Philosophy", in: *Journal of the History of Biology* 31:3 (1998), 305–325.

Adhémar Gelb und Kurt Goldstein, „Über den Einfluss des vollständigen Verlustes des optischen Vorstellungsvermögens auf das taktile Erkennen", in: dies. (Hg.), *Psychologische Analysen hirnpathologischer Fälle*, Bd. 1, Leipzig: J. A. Barth 1920, S. 157–250.

— „Zur Psychologie des optischen Wahr-nehmungs- und Erkennungsvorganges", in: dies. (Hg.), *Psychologische Analysen hirnpathologischer Fälle*, Bd. 1, Leipzig: J. A. Barth 1920, S. 1–142.

Kurt Goldstein, *Aftereffects of Brain Injuries in War.* Their Evaluation and Treatment, the Application of Psychologic Methods in the Clinic, New York: Grune & Stratton 1942.

— „L'analyse de l'aphasie et l'étude de l'essence du langage", *Journal de Psychologie* 30 (1933), S. 430–496.

— *Der Aufbau des Organismus. Einführung in die Biologie unter besonderer Berücksichtigung der Erfahrungen am kranken Menschen,* Den Haag: Nijhoff 1934.

— *Ausgewählte Schriften/Selected Papers*, hg. v. Aron Gurwitsch et al., Den Haag: Nijhoff 1971.

— *Die Behandlung, Fürsorge und Begutachtung der Hirnverletzten,* Leipzig: Vogel 1919.
— *Human Nature in the Light of Psychopathology,* New York: Schocken 1947.
— *The Organism. A Holistic Approach to Biology Derived from Pathological Data in Man.* New York: American Book Company 1939; Neuausgabe mit einem Vorwort von Oliver Sacks, New York: Zone Books 1995.
— „Remarques sur le problème épistémologique de la biologie", in: *Actes du congrès international de philosophie scientifique 1949*, Bd. 1, Paris: Herman 1951, S. 439–442.
— „Über den Einfluss der Motorik auf die Psyche", in: *Klinische Wochenschrift* 3 (1924), S. 1255–1260.
— „Über die Abhängigkeit der Bewegungen von optischen Vorgängen. Bewegungsstörungen bei Seelenblinden", in: *Monatsschrift für Psychiatrie und Neurologie* 54 (1923), S. 141–194.
— „Über induzierte Tonus-Veränderungen beim Menschen. II. Über induzierte Tonus-Veränderungen beim Kranken", in: *Zeitschrift für die gesamte Neurologie und Psychiatrie* 89 (1924), S. 383–428.
— „Das Wesen der amnestischen Aphasie", in: *Schweizer Archiv für Neurologie und Psychiatrie* 15 (1924), S. 163–175, und *Deutsche Zeitschrift für Nervenheilkunde*, 83.4 (1925), S. 324–339.
— „Zum Problem der Angst", in: *Allgemeine ärztliche Zeitschrift für Psychotherapie und psychische Hygiene* 2 (1929), S. 409–437.
— „Zum Problem der Tendenz zum ausgezeichneten Verhalten", in: *Deutsche Zeitschrift für Nervenheilkunde* 109 (1929), S. 1–61.
Kurt Goldstein und Walther Riese, „Über induzierte Veränderungen des Tonus. V. Kritisches und Experimentelles zur Auffassung des Vorbeizeigens", in: *Monatsschrift für Ohrenheilkunde* 58 (1924), S. 931–940.
Kurt Goldstein und Martin Scheerer, „Abstract and Concrete Behavior", in: *Psychological Monographs* 53:2 (1941).
Peter E. Gordon, *Continental Divide*, Cambridge: Harvard University Press 2010.
Aron Gurwitsch, *Collected Works of Aron Gurwitsch (1901-1973)*, Bd. II, hrsg. v. Fred Kersten, Dordrecht: Springer 2009.
Aron Gurwitsch, „La Place de la psychologie dans l'ensemble des sciences", in: *Revue de Synthèse* VIII (1934), S. 169–185.
— „La Science biologique d'après K. Goldstein", in: *Revue Philosophique de la France et de l'Étranger* CXXIX (1940), S. 244–288.
— „Phänomenologie der Thematik und des reinen Ich", in: *Psychologische Forschung* 12 (1929), S. 279–381.
— „Quelques aspects et quelques développements de la psychologie de la forme", in: *Journal de psychologie normale et pathologique* 33 (1936) S. 413–462.
Gary Gutting, *French Philosophy in the Twentieth Century*, Cambridge: Cambridge University Press 2001.
Anne Harrington, *Reenchanted Science: Holism in German Culture,* Princeton: Princeton University Press 1999.
Edmund Husserl, *Philosophie als strenge Wissenschaft*, Frankfurt: Klostermann 1965.

Karl Jaspers, *Psychologie der Weltanschauungen,* Berlin: Springer 1971.
Roman Jakobson, „Linguistic Glosses on Goldstein's *Wortbegriff*", in: *Journal of Individual Psychology* 15:1 (Mai 1959), S. 62–66.
Hans Jonas, „Kurt Goldstein and Philosophy", in: *American Journal of Psychoanalysis* 19:2 (1959), 351-56.
Isaac H. Jones, Lewis Fisher, *Equilibrium and Vertigo*, Philadelphia: Lippincott 1918.
Ernst Jünger, *In Stahlgewittern*, Berlin: Mittler 1930.
Harold Kelman, „Kurt Goldstein's Influence on Psychoanalytic Thought", in: *American Journal of Psychoanalysis* 19:2 (1959), S. 149–156.
Kurt Koffka, *Principles of Gestalt Psychology*, New York: Harcourt, Brace & World 1935.
Wolfgang Köhler, *The Place of Value in a World of Facts*, New York: New American Library 1966.
John M. Krois, *Cassirer: Symbolic Forms and History*, New Haven: Yale University Press 1984.
Daniel Lagache, *Les hallucinations verbales*, Paris: PUF 1977.
Maurice Merleau-Ponty, *Phänomenologie der Wahrnehmung,* Berlin: de Gruyter 1966.
Maurice Merleau-Ponty, *Die Struktur des Verhaltens*, Berlin: de Gruyter 1976
Dermot Moran, *Introduction to Phenomenology*, London: Routledge 2000
Raoul Mourgue, „La Conception de la neurologie dans l'œuvre de Kurt Goldstein", *L'Encéphale* 32:1 (Jan. 1937), S. 32–56.
Robert B. Pippin, *Modernism as a Philosophical Problem*, London: Blackwell 1991.
W.H.R. Rivers, *Instinct and the Unconscious*, London: Cambridge University Press 1920.
W.H.R. Rivers, „On the Repression of War Experience", in: *The Lancet* (February 1918), S. 513–533.
Jean-Paul Sartre, „Die Transzendenz des Ego" in: *Philosophische Schriften*, Bd.1, Reinbek: Rowohlt 1997.
Marianne Simmel (Hg.), *The Reach of the Mind,* New York: Springer 1968.
Frank Stahnisch, Thomas Hoffmann, „Kurt Goldstein and the Neurology of Movement during the Interwar Years", in: Christian Hoffstadt, Franz Peschke, Andreas Schulz-Buchta u.a. (Hg.), *Was bewegt uns?,* Freiburg: Projekt 2010, S. 283–311.
Paul Tillich, „The Significance of Kurt Goldstein for Philosophy of Religion", in: *Journal of Individual Psychology* 15:1 (Mai 1959), S. 20–23.
Jean Wahl, „The Present Situation and Present Future of French Philosophy", in: Marvin Farber (Hg.), *Philosophic Thought in France and the United States*, Buffalo: University of Buffalo Publications 1950.
Wilhelm Wundt, *System der Philosophie*, Bd. 1, Leipzig: Engelmann 1907.
Allan Young, *The Harmony of Illusions*, Princeton: Princeton University Press 1995.

ABBILDUNGSNACHWEIS

Abb. 1 | S. 6
Quelle: Kurt Goldstein Papers, Rare Book & Manuscript Library, Columbia University in the City of New York.

Abb. 2 | S. 56
Kurt Goldstein, Filmstill aus TONUS, 5 Minuten, s/w, 16mm-Film, 1939.
Quelle: Kurt Goldstein Papers, Rare Book & Manuscript Library, Columbia University in the City of New York.

Abb. 3 | S. 58
Kurt Goldstein, Filmstill aus TONUS, 5 Minuten, s/w, 16mm-Film, 1939.
Quelle: Kurt Goldstein Papers, Rare Book & Manuscript Library, Columbia University in the City of New York.

Abb. 4 | S. 59
Kurt Goldstein, Filmstill aus TONUS, 5 Minuten, s/w, 16mm-Film, 1939.
Quelle: Kurt Goldstein Papers, Rare Book & Manuscript Library, Columbia University in the City of New York.

Abb. 5 | S. 70
Kurt Goldstein, Filmstill aus WOMAN WITH LEFT CEREBELLAR LESION, 3 Minuten, s/w, 16mm-Film, undatiert.
Quelle: Kurt Goldstein Papers, Rare Book & Manuscript Library, Columbia University in the City of New York.

Abb. 6 | S. 73
Kurt Goldstein, Filmstill aus WOMAN WITH LEFT CEREBELLAR LESION, 3 Minuten, s/w, 16mm-Film, undatiert.
Quelle: Kurt Goldstein Papers, Rare Book & Manuscript Library, Columbia University in the City of New York.

Abb. 7 | S. 78
Kurt Goldstein, Filmstill aus DIEGELMAN, 8 Minuten, s/w, 16mm-Film, 1945.
Quelle: Kurt Goldstein Papers, Rare Book & Manuscript Library, Columbia University in the City of New York.

DANKSAGUNG

Dieses Buch beruht auf Forschungen an der Columbia University Rare Book & Manuscript Library (Kurt Goldstein Papers, 1900-65), der Wellcome Institute Library (Henry Head Papers), dem Centre d'Archives de Philosophie, d'Histoire et d'Édition des Sciences der École Normale Supérieure (Archives de Georges Canguilhem) und dem Max-Planck-Institut für Wissenschaftsgeschichte.

Unser besonderer Dank gilt Emily Holmes und Jennifer Lee von der Columbia University Rare Book & Manuscript Library, die großzügigerweise die Überführung der 16mm-Filme Goldsteins in ein digitales Format ermöglichten; die Reproduktionen erscheinen mit Erlaubnis der Columbia University. Die Restaurierung wurde durch großzügige Unterstützung aus Forschungsmitteln der Wayne State University ermöglicht.

Teile des in diesem Buch entwickelten Arguments wurden auf mehreren Konferenzen vorgestellt. Wir danken Jean-François Braunstein und Henning Schmidgen für die Einladung zu *History and Epistemology* am Max-Planck-Institut für Wissenschaftsgeschichte zu Ehren Hans-Jörg Rheinbergers; Sara Guyer und Richard Keller für die Einladung, dieses Material im Sawyer Seminar on Biopolitics des University of Wisconsin Humanities Center vorzustellen; sowie Uffe Juul Jensen and Nikolas Rose für die Einladung zu *Canguilhem and the Contemporary Sciences of Life* in Skagen, Dänemark. Kommentare und Kritik von Teilnehmern dieser Veranstaltungen, insbesondere die Interventionen von Ruth Leys, Donna Jones und Jason Smith waren äußerst hilfreich. Der Humanities Initiative der New York University möchten wir für die großzügige Förderung der Übersetzung danken.

Thomas Hoffmann erlaubte uns großzügig Zugang zur digitalen Bibliothek der publizierten Werke Goldsteins, die er unter großem Aufwand aufgebaut hat, und unterstützte uns bei der Datierung der Filme. Wertvolle Unterstützung bei den Recherchen kam von Jacob Krell und Jamie Phillips. Schließlich gilt unser besonderer Dank Matthias Haase und Maria Muhle für den Enthusiasmus, mit dem sie diesen Beitrag für den August Verlag begleitet und unterstützt haben, und Nils F. Schott und Holger Wölfle für die Sorgfalt, mit der sie den Text bearbeitet und nicht selten verbessert haben.

IMPRESSUM

Gestaltung: Christoph Stolberg
Satz: Selitsch Weig
Übersetzung: Nils F. Schott und Holger Wölfle
Druck: bookfactory, Bad Münder

Erschienen im
August Verlag Berlin
Imprint im Verlag der Buchhandlung Walther König, Köln
Ehrenstr. 4, 50672 Köln
Tel. +49 (0) 221 / 20 59 6-53
Fax +49 (0) 221 / 20 59 6-60
Email: august@augustverlag.de
www.augustverlag.de

Die Deutsche Nationalbibliothek verzeichnet diese Publikation in der Deutschen Nationalbibliografie; detaillierte bibliografische Daten sind über http://dnb.d-nb.de abrufbar

Printed in Germany

Vertrieb:
Buchhandlung Walther König, Köln
Ehrenstr. 4, 50672 Köln
Tel. +49 (0) 221 / 20 59 6-0
Email: verlag@buchhandlung-walther-koenig.de

Schweiz
AVA Verlagsauslieferungen AG
Centralweg 16
CH-8910 Affoltern a.A.
Tel. +41 (44) 762 42 60
Fax +41 (44) 762 42 10
verlagsservice@ava.ch

ISBN 978-3-941360-30-3

BISHER ERSCHIENEN:

Georges Canguilhem
DIE ERKENNTNIS DES LEBENS
ISBN 978-3-941360-00-6

Marietta Kesting,
Aljoscha Weskott (eds.)
SUN TROPES
Sun City and (Post-)Apartheid
Culture in South Africa
ISBN 978-3-941360-04-4

Anselm Haverkamp
BEGREIFEN IM BILD
Methodische Annäherung an die
Aktualität der Kunst (Antonello da
Messina, August Sander)
Kleine Edition 1
ISBN 978-3-941360-02-0

Barbara Vinken
EINE LEGENDE DER MODERNE
Flauberts *Einfaches Herz*
Flaubert Lectures I
Kleine Edition 2
ISBN 978-3-941360-03-7

Volker Pantenburg
RÄNDER DES KINOS
Godard – Wiseman – Benning –
Costa
Kleine Edition 3
ISBN 978-3-941360-08-2

Jacques Rancière
DER HASS DER DEMOKRATIE
ISBN 978-3-941360-01-3

Alain Badiou
KLEINES TRAGBARES
PANTHEON
ISBN 978-3-941360-06-8

Maria Muhle, Kathrin Thiele (Hg.)
BIOPOLITISCHE
KONSTELLATIONEN
ISBN 978-3-941360-05-1

Jean Starobinski
GESCHICHTE DER
MELANCHOLIEBEHANDLUNG
ISBN 978-3-941360-09-9

Thomas Khurana,
Christoph Menke (Hg.)
PARADOXIEN DER AUTONOMIE
Freiheit und Gesetz I
ISBN 978-3-941360-10-5

Juliane Rebentisch,
Dirk Setton (Hg.)
WILLKÜR
Freiheit und Gesetz II
ISBN 978-3-941360-11-2

Christoph Menke
RECHT UND GEWALT
Kleine Edition 4
ISBN 978-3-941360-14-3

Jonathan Culler
WHY FLAUBERT?
and Jacques Neefs
LOVE, GODS, WARS
A modern epic prose
Flaubert Lectures II
Kleine Edition 5
ISBN 978-3-941360-15-0

Thomas Schestag
REALABSENZ, SCHATTEN
Flauberts Erziehung:
Zur *Education Sentimentale*
Flaubert Lectures III
Kleine Edition 6
ISBN 978-3-941360-16-7

Jalal Toufic
VOM RÜCKZUG DER TRADITION NACH EINEM UNERMESSLICHEN DESASTER
Kleine Edition 7
ISBN 978-3-941360-24-2

Branden W. Joseph
THE *ROH* AND THE COOKED
Tony Conrad and Beverly Grant in Europe (with an Essay by Tony Conrad)
ISBN 978-3-941360-18-1

Alexander García Düttmann
NAIVE KUNST
Ein Versuch über das Glück
Kleine Edition 8
ISBN 978-3-941360-13-6

Alain Brossat
PLEBS INVICTA
Kleine Edition 9
ISBN 978-3-941360-07-5

Jacques Rancière
UND DAS KINO GEHT WEITER
Schriften zum Film
ISBN 978-3-941360-19-8

Anselm Haverkamp
DIE ZWEIDEUTIGKEIT DER KUNST
Zur historischen Epistemologie der Bilder
Kleine Edition 10
ISBN 978-3-941360-23-5

Beate Söntgen, Gabriele Brandstetter
RENAISSANCEN DER PASSION
Flaubert Lectures IV
Kleine Edition 11
ISBN 978-3-941360-22-8

Isabelle Graw, Peter Geimer
ÜBER MALEREI
Eine Diskussion
Kleine Edition 12
ISBN 978-3-941360-28-0

Jacques Rancière
BÉLA TARR. DIE ZEIT DANACH
Kleine Edition 13
ISBN 978-3-941360-26-6

Björn Quiring (Hg.)
THEATRUM MUNDI
Die Metapher des Welttheaters von Shakespeare bis Beckett
ISBN 978-3-941360-17-4

Georges Canguilhem
DAS NORMALE UND DAS PATHOLOGISCHE
ISBN 978-3-941360-20-4

Thomas Khurana (Hg.)
THE FREEDOM OF LIFE
Hegelian Perspectives
Freiheit und Gesetz III
ISBN 978-3-941360-21-1

Eva Horn, Michèle Lowrie (Hg.)
DENKFIGUREN / FIGURES OF THOUGHT
Für / For Anselm Haverkamp
ISBN 978-3-941360-32-7

Andreas Fischer-Lescano
RECHTSKRAFT
Kleine Edition 14
ISBN 978-3-941360-29-7

Simon Rothöhler
HIGH DEFINITION
Digitale Filmästhetik
Kleine Edition 15
ISBN 978-3-941360-25-9